ARCHIV FÜR TIERERNÄHRUNG

UNTER MITWIRKUNG VON

Prof. Dr. A. Hock, Berlin. Prof. Dr. Dr. W. Lenkeit, Göttingen.
Prof. Dr. Dr. h. c. K. Nehring, Rostock. Prof. Dr. Dr. W. Wöhlbier, Stuttgart-Hohenheim

HERAUSGEGEBEN VON

ERNST MANGOLD
Prof. Dr. med. Dr. phil. Dr. med. vet. h. c. Dr. agr. h. c. Dr. agr. h. c.
Direktor em. des Instituts für Tierernährungslehre
der Humboldt-Universität Berlin

7. BAND
Ausgegeben am 15. NOVEMBER 1957

HEFT
6

AKADEMIE-VERLAG · BERLIN

ARCH. TIERERNÄHRUNG · 7. BAND NR. 6 · S. 321–388 · BERLIN · 15. NOVEMBER 1957

INHALT

Das **Archiv für Tierernährung** erscheint zweimonatlich in Heften zu 64 Seiten im Format 17,5 × 25 cm. Der Preis des Heftes beträgt DM 8,50. 6 Hefte werden zu einem Band vereinigt. Der Besteller muß sich zur Abnahme eines Bandes verpflichten. Die Hefte werden jeweils einzeln berechnet. Im Jahre erscheint nicht mehr als 1 Band. Bestellungen werden direkt an den Akademie-Verlag GmbH., Berlin W 8, Mohrenstraße 39 oder über eine wissenschaftliche Buchhandlung erbeten.

Manuskriptsendungen — zugelassen sind die vier Kongreßsprachen — sind an den Herausgeber, Herrn Prof. Dr. Ernst Mangold, Berlin N 4, Invalidenstr. 42, zu richten. Mit der Veröffentlichung geht das alleinige Verlagsrecht an das Archiv für Tierernährung über. Daher müssen Arbeiten, die bereits an anderer Stelle veröffentlicht worden sind, zurückgewiesen werden. Die Verfasser verpflichten sich, Manuskripte, die vom Archiv für Tierernährung angenommen worden sind, nicht an anderer Stelle zu veröffentlichen.

Die Verfasser erhalten von größeren wissenschaftlichen Arbeiten 50 **Sonderdrucke** unentgeltlich Den Manuskripten beiliegende **Zeichnungen** müssen sauber, in zweifacher Größe ausgeführt sein. Wenn sie nicht voll reproduktionsfähig nach den Vorschriften des Normblattes DIN 474 eingereicht werden, ist die Beschriftung nur mit Bleistift einzutragen. Zur Herstellung von Netzätzungen sind nur einwandfreie Photographien brauchbar.

Für alle Literaturzitate sind die Vorschriften des Normblattes DIN 1502 und 1502 Beiblatt I maßgebend Die Zitate müssen den Verfasser (mit den Anfangsbuchstaben der Vornamen), den vollständigen Titel der Arbeit und die Quelle mit Band, Seitenzahl und Erscheinungsjahr enthalten. Das Literaturverzeichnis soll alphabetisch geordnet sein.

Herausgeber und verantwortlich für den Inhalt: Prof. Dr. med. Dr. phil. Dr. med. vet. h. c. Dr. agr. h. c. Dr. agr. h. c. Ernst Mangold, Berlin N 4, Invalidenstraße 42 (Fernruf 42 49 64). Verlag: Akademie-Verlag GmbH., Berlin W 8, Mohrenstraße 39 (Fernruf: 20 03 86); Postscheckkonto: 350 21. Bestell- und Verlagsnummer dieses Heftes 1010/VII/6. Das Archiv für Tierernährung erscheint vorläufig jährlich in 1 Band zu 6 Heften. Bezugspreis je Einzelheft DM 8.50, ausschließlich Porto und Verpackung. Satz und Druck: Robert Noske, Borna (Bez. Leipzig). Veröffentlicht unter der Lizenz-Nr. 1213 des Amtes für Literatur und Verlagswesen der Deutschen Demokratischen Republik· Printed in Germany.

Aus dem Institut für Tierzucht und Milchwirtschaft der Karl-Marx-Universität Leipzig
(Direktor: Prof. Dr. G. COMBERG)

G. COMBERG und H.-G. ZSCHOMMLER

Ein Beitrag zur Frage von Vitaminstoßgaben bei der vollmilcharmen Aufzucht von Kälbern

Eine große Anzahl von Untersuchungen hat während der letzten Jahre die Frage einer vollmilcharmen oder vollmilcheingeschränkten Kälberaufzucht zu weitgehender Abklärung gebracht. Nach diesen Forschungen ist eine Senkung des Vollmilchanteiles im Vergleich zu der üblichen Norm von 350–400 kg Vollmilch mit durchschnittlichen prozentischen Fettgehalten und 600 kg Magermilch je Tränkkalb und Aufzuchtperiode durchaus möglich. Das Maß der vertretbaren Einschränkungen wird dabei von dem jeweiligen Stand stallhygienischer und arbeitswirtschaftlicher Voraussetzungen abhängig sein, da zweifelsohne die bisher übliche Aufzuchtart das geringste Risiko bietet. Der Grad aufzuwendender Sorgfalt und Pflege ist somit der vermehrt bedeutungsvolle, wenn nicht entscheidende Faktor für derartige Maßnahmen in den landwirtschaftlichen Betrieben.

Bei den diesbezüglichen Untersuchungen ergab sich weiterhin, daß mit zunehmender Senkung des konventionellen Vollmilchanteiles eine Verabreichung von Ersatzstoffen Bedingung ist. Diese Notwendigkeit hat ihre Begründung in der Tatsache, daß mit der Vollmilchverringerung eine verminderte Milchfettmenge zur Verfügung gestellt wird; daraus ergibt sich die erforderliche Zufuhr von Ausgleichstoffen. Letztere bedeuten den Ersatz fettlöslicher Vitamine A und D sowie eine Berücksichtigung der energetischen Frage. Es mag darum berechtigt sein, wenn bei Vollmilcheinschränkungen die verabreichte Fettmenge Beachtung und Erwähnung findet, da die Milchmenge stark variierende Fettprozente enthalten kann.

Nachdem es möglich ist, Vitamine synthetisch herzustellen, liegen eine große Anzahl von Präparaten vor, die kontinuierlich verabreicht, den notwendigen diesbezüglichen Ausgleich herbeiführen. Was den energetischen Ausgleich anbetrifft, besteht das Bemühen, eine frühe Aufnahme von Kraftfutter wie auch Rauhfutter zu erzielen. Mit gutem Erfolg werden auch Zusätze bestimmter ungesättigter Fettsäuren herangezogen. Diese kommen in Präparaten mit den täglichen Milchgaben zur Verabreichung oder finden eine Bindung an Trockenmagermilch. Untersuchungen zu dieser Frage stellten BRÜGGEMANN, H. [6], HARING [12], WOLFF [21] u. a. an. Antibiotische Stoffe wie Aureomycin und Terramycin erhalten vermehrt erfolgreiche Anwendung.

Wie hervorgehoben, sind die Ausgleichstoffe fortlaufend zu geben, wenn ein normales Abwachsen garantiert sein soll. Die kontinuierliche Verabreichung erfordert damit einen bestimmten Aufwand, der sorgfältig zur Durchführung kommen muß, damit ein Erfolg eintritt. Die schwierige arbeitswirtschaftliche Lage in der Landwirtschaft läßt jedoch Zweifel aufkommen, ob eine vollmilcharme Kälberaufzucht mit notwendiger täglicher Gabe kleinster Dosen von Ausgleichstoffen in der erforderlichen Genauigkeit zur Ausführung kommt. Es mag darum die berechtigte Forderung bestehen, nach für die Praxis einfacheren Lösungen zu suchen, die den arbeitswirtschaftlichen Gegebenheiten Rechnung tragen.

Unter diesem Blickwinkel wurde in vorliegenden Untersuchungen die Vitaminversorgung herausgestellt und dabei die Frage einer aus der Humanmedizin bekannten *Stoßverabreichung* bearbeitet. Hier lag der Gedanke zugrunde, die Periode bis zur Aufnahme nennenswerter Mengen an Rauh- und auch an Kraftfutter zu überwinden. Liegt bereits ein größerer Verzehr dieser Futterstoffe vor, erfolgt die Zufuhr von Sonderstoffen über bestes Kälberheu, wie auch durch Einmengung der synthetisch hergestellten Vitamine in die Kälbermehle. Bei einer möglichst einmaligen Stoßgabe beinhaltet der Fragenkomplex damit die Möglichkeiten einer Vitaminspeicherung durch das Kalb, um Zeiten einer geringeren Zufuhr überwinden zu können. Nicht zu trennen sind die hier auftauchenden Probleme von der fötalen Vitaminversorgung und derjenigen in der Kolostralmilchzeit. Bei letzterer festzustellende Variationen mögen wiederum kaum ohne jahreszeitlich bedingte Schwankungen zu sehen sein. Sehr verstreut in der Literatur vorzufindende Erkenntnisse ergeben etwa folgenden Einblick.

Bei der Vitaminversorgung des Kalbes hat diejenige mit Axerophtol vorrangige Bedeutung. Verschiedene Hinweise in der Literatur lassen erkennen, daß das Kalb ohne einen nennenswerten Vitamin-A-Vorrat zur Welt kommt. Erst die Verabreichung der Kolostralmilch führt neben der laufenden Versorgung zu einer Speicherung. PHILIPPS, LUNDQUIST und BOYER [10] weisen in ihren Untersuchungen sogar auf Vitamin-A-Mangelerscheinungen bei neugeborenen Kälbern hin, die nach Kolostrumgaben behoben wurden. Von allen Autoren wird der hohe Gehalt der Kolostralmilch an Vitaminen und ihre Bedeutung für die Anlagerung dieser Stoffe vornehmlich in der Leber des Kalbes hervorgehoben. Bekannt ist die Beeinflussung des Vitamin-A-Gehaltes in der Erstmilch durch die Fütterung; besonders bedeutungsvoll ist letztere bei der hochträchtigen Kuh. LENKEIT [14], SPIELMANN, THOMAS, LOOSLI, WITHING, NORTON, TÜRK [18] u. a. weisen auf hier vorliegende Zusammenhänge und Auswirkungen hin. So enthielt bei diesbezüglichen Untersuchungen die Kolostralmilch von Kühen, die einen Vitaminzusatz erhalten hatten, durchschnittlich 687 γ Axerophtol je 100 ccm, während jene von Tieren mit einer Standardtrockenfutterration nur 374 γ/100 ccm aufwies. LENKEIT [14] hebt hervor, daß der Gehalt des Kolostrums an Vitamin A stark von den während der letzten Zeit der Gravidität gebildeten Reserven abhängig zu sein scheint.

Für das Kalb bedeutet somit ein hoher Vitamingehalt des Kolostrums die Möglichkeit einer Speicherung. Aus verschiedenen diesbezüglichen Untersuchungen geht hervor, daß für das Kalb eine direkte Proportionalität zwischen dem Vitamin-A-Gehalt seiner Nahrung und dem Ausmaß der Reservebildung besteht. Der hohe Anteil, aber auch der schnelle Rückgang im Kolostrum geht aus nachfolgenden Aufstellungen hervor. LENKEIT [14] nennt für Hausrinder nach Untersuchungen von S. K. KON folgende Zahlen:

Vitamin A (IE/g Milchfett); Zeit nach der Geburt

3 St.	1	2	3	4	5	6	7 Tage
203	144	83	51	30	27	20	18

SARKAR [17] fand bei Zebus folgende Werte:

Tage nach der Geburt	Carotingehalt γ/100 ml	Vitamin-A-Gehalt γ/100 ml
1	85,5	313,4
2	65,1	218,6
3	49,0	204,2
4	39,9	157,5
5	31,1	118,4
6	23,0	79,5
7	20,1	77,1
8	19,7	70,9

Inwieweit diese abnehmende Tendenz auch in der Speicherungsfähigkeit des Kalbes zum Ausdruck kommt, konnte bisher noch nicht klargestellt werden. Die vorherrschende Ansicht deutet an, daß frühzeitige Gaben zu erhöhten Reservebildungen führen.

Der variierende Gehalt an Vitaminen in den während der einzelnen Jahreszeiten vorgelegten Futterstoffen führt zu beträchtlichen Schwankungen in der Versorgung des Kalbes. LENKEIT [14] hebt eine Vitamin-A-Aktivität von nur 30 IE in 1 g Milchfett bei Wintermilch hervor, im Gegensatz zu einem Wert von 40—60 IE/g Milchfett im Sommer. BREIREM [5] stellte bei einer schlechten Winterfütterung nur 700 IE Vitamin A in 1 kg Milch mit durchschnittlichem prozentischem Fettgehalt (3,5%) fest. Dieser Wert deckt sich mit Untersuchungen in der Kinderklinik in Erlangen [1]. Hier kamen während der Wintermonate durchschnittlich 600—750 IE Vitamin A und im Sommer durchschnittlich 1500 IE Vitamin A je kg Vollmilch zur Ermittlung. Die neuzeitliche, optimale Fütterung versucht auch für die Winterfütterung Ausgleiche herbeizuführen. Das Problem einer vitaminschwächeren Versorgung über das Kolostrum und die Tränkmilch vom Winter bis zum Frühjahr hin wird sich jedoch in der Masse der Rinderaufzuchtbetriebe auch weiterhin andeuten. Wenn somit bei vollmilchsparenden Maßnahmen zusätzliche Vitamingaben an das Kalb erfolgen, ist auf die jahreszeitlich schwankende Versorgung durch das Muttertier und die Tränkmilch Rücksicht zu nehmen.

Den eigenen Untersuchungen, über die im folgenden zu berichten sein wird, lag der Gedanke zugrunde, neben einer Feststellung der grundsätzlichen *Möglichkeiten von Vitaminstoßgaben beim Kalb, Fragen einer jahreszeitlich variierenden Mindestzufuhr dieser Stoffe* zu ermitteln.

Bei dem sich hier abzeichnenden Untersuchungskomplex sind die Fragen der Resorbierbarkeit zusätzlich gegebener, synthetisch hergestellter *Vitamine* von größter Bedeutung. Hervorgehoben wurde bereits, daß die ersten Tage nach der Geburt für die Aufnahme und Speicherung besonders günstig zu sein scheinen. Stoßgaben müßten versuchen, hierauf Rücksicht zu nehmen. Für die Verabreichung sind weiterhin die Feststellungen von STEPP [20] wichtig, wonach die Resorption von Vitamin A beim Menschen aus wäßriger Emulsion schneller und besser erfolgte als aus öliger Lösung. Neuere Untersuchungen von BRÜGGEMANN und TIEWS [7], an Ratten durchgeführt, kamen zu gleichen Ergebnissen, nämlich einer Bevorzugung wasserlöslicher wie auch pulverförmiger Aufbereitungen. Auf die Bedeutung der biologischen Aktivität des betreffenden Vitaminpräparates weist BOHLMANN [4] hin.

Die in den eigenen Untersuchungen gegebenen Vitaminmengen entsprachen Mindestgaben. Auf die Frage des diesbezüglichen Bedarfes wird in einem entsprechenden Kapitel eingegangen. Verabreicht wurden Stoßgaben bis zu 400 000 IE Vitamin A und 40 000 IE Vitamin D_3. In der Humanmedizin kommt ein Vielfaches ohne Schwierigkeiten zur Verabreichung. Die Gefahr von Überdosierungen ist zu beachten. Es scheint jedoch ein weiter Spielraum zu bestehen, bevor schädigende Wirkungen eintreten. FREY und SCHACH [11] zeigten bei Untersuchungen an erwachsenen Menschen, daß erst Dosen von mehr als 1 Million IE Vitamin A pro Tag, über einen längeren Zeitraum gegeben, zu Hypervitaminosen führten. CURTO [9] gab Kälbern nach der Methode USUELLI-PIANA in kontinuierlicher Verabreichung etwa 10 Millionen IE Vitamin A und etwa 3 Millionen IE Vitamin D in 13 Lebenswochen; diese Tiere erhielten allerdings nach der Kolostralmilchzeit nur Magermilch. BECKER [2] weist für Schweine darauf hin, daß die Zufuhren ein Vielfaches der Normalgabe betragen können.

I. Versuchsmethodik, Versuchsmaterial und Versuchsablauf

Die Untersuchungen kamen in 3 Versuchsreihen in der Versuchswirtschaft Oberholz des Instituts für Tierzucht und Milchwirtschaft der Karl-Marx-Universität Leipzig zur Durchführung. Wie aus Tab. 1 hervorgeht, umfaßte jeder Versuch 4 Gruppen mit jeweils 6 Kälbern. In drei Fällen traten während des Versuchsablaufs Ausfälle ein, so daß hier nur 5 Tiere für die Auswertung zur Verfügung standen. Die 72 in die Untersuchungen genommenen Kälber wurden in benachbarten Betrieben aufgekauft und kamen in wenigen Tagen zur Anlieferung. Dabei war es zweckmäßig, männliche Tiere zu nehmen, um ein gleichmäßiges, gleichaltriges Versuchsmaterial zu erhalten. Die Aufstallung erfolgte in Einzelboxen in einem Sonderstall der Versuchswirtschaft. Versuchsbeginn war der 10. Lebenstag nach Verbringung der Kolostralmilchperiode in den Herkunftsställen; die Tiere wurden am 6.–7. Tag nach der Geburt übernommen.

Als Milchfettmengen sind 4,0 bis 6,0 kg angesetzt worden, die ab 10. Lebenstag zur Berechnung kamen. Damit ergaben sich verabreichte Vollmilchmengen von etwa 120,0 bis 180,0 kg bei durchschnittlichen prozentischen Fettgehalten (3,5%). Sofern die Kolostralmilchperiode sowie die Tage bis zum Versuchsbeginn eingeschlossen werden, ist eine Menge von etwa 50,0 kg hinzuzufügen. Die Abstufung von 4,0 und 6,0 kg gegebene Milchfettmenge erfolgte im Hinblick auf die anzunehmenden jahreszeitlichen Schwankungen im Vitamingehalt der Mutter- bzw. Tränkmilch. Hierauf nahm auch die Höhe der zugeführten Vitaminmengen Rücksicht. Die verabreichten kontinuierlichen Vitaminmengen wurden als Citosan von der Firma H. Michelsen, Hamburg, zur Verfügung gestellt. Für die Stoßgaben kamen wasserlösliche (HOFFMANN-LA ROCHE) und pulvrige Formen zur Anwendung. Auch diese Präparate sowie die antibiotischen Zusätze lieferte die Firma Michelsen. Das Institut dankt für die Bereitwilligkeit der Unterstützung dieser Untersuchungen.

Der Versuch 1 begann im Januar 1956 und endete nach Erreichung der 13. Lebenswoche im April 1956. Die Gruppe I erhielt die in vorhergehenden Untersuchungen (COMBERG und ZSCHOMMLER [8]) mit bestem Erfolg erprobte Ration von 6,370 kg Milchfett und Vitamingaben in Höhe von 400 000 IE Vit. A und

Tabelle 1. *Versuchsdisposition*

Gruppen	I	II	III	IV
Versuch 1 (Jan.—April 56)				
Anzahl der Kälber	6	6	6	6
Milchfettgabe kg	6.370	4.165	4,165	4,165
Kontinuierliche Vitamingaben				
Vit. A; IE	400 000	400 000	—	—
Vit. D_3; IE	40 000	40 000	—	—
Vitaminstoß am 8., 16. und 24. Lebenstag				
Vit. A; IE	—	—	600 000	—
Vit. D_3; IE	—	—	60 000 (wasserlöslich)	—
Versuch 2 (Mai—August 56)				
Anzahl der Kälber	6	5	6	6
Milchfettgabe kg	6,125	6,125	6,125	6,125
Kontinuierliche Vitamingaben				
Vit. A; IE	400 000	—	—	—
Vit. D_3; IE	40 000	—	—	—
Vitaminstoß am 8. und 20. Lebenstag				
Vit. A; IE	—	400 000	—	—
Vit. D_3; IE	—	40 000 (wasserlöslich)	—	—
Vitaminstoß am 8. Lebenstag				
Vit. A; IE	—	—	400 000	400 000
Vit. D_3; IE	—	—	40 000 (wasserlöslich)	40 000 (pulverförmig)
Versuch 3 (Sept.—Dez. 56)				
Anzahl der Kälber	6	5	6	5
Milchfettgabe kg	4,165	4,165	4,165	4,165
Kontinuierliche Vitamingaben				
Vit. A; IE	400 000	400 000	—	—
Vit. D_3; IE	40 000	40 000 (Antibiotica)	—	—
Vitaminstoß am 8. Lebenstag				
Vit. A; IE	—	—	400 000	400 000
Vit. D_3; IE	—	—	40 000 (wasserlöslich)	40 000 (pulverförmig)

40 000 IE Vit. D_3. Demgegenüber erfolgte in der Gruppe II eine Senkung der Milchfettmenge auf 4,165 kg bei gleichen Vitamindosen. Letztere wurden in der Gruppe III stoßweise in mehreren Gaben am 8., 16. und 24. Lebenstag gegeben. Zugleich erfolgte eine Erhöhung der Gesamtgabe auf 600 000 IE Vit. A und 60 000 IE Vit. D_3. Die Gruppe IV war eine Vergleichs-Mangelgruppe.

Für den Versuch 2 ist ein Hinweis auf den Beginn desselben besonders bemerkenswert. Der Versuchsanfang in den ersten Mai-Tagen und eine vorhergegangene Hochträchtigkeit und Kolostralmilchzeit gegen Ende der Winterfutterperiode ließen eine schwächere Versorgung mit Vitaminen über die Erstmilch erwarten, zumal Weide und Grünfutter erst ab Mitte Mai zur Verfügung standen. Die Milchfettgaben wurden unter Berücksichtigung dieser Gegebenheit auf 6,125 kg je Kalb und Tränkperiode für alle Gruppen festgesetzt. Die Frage zusätzlicher Verabreichungen von Vitaminen als Stoßgaben fand nunmehr eine weitere Bearbeitung. In Gruppe II erfolgte diese in 2 Dosen am 8. und 20. Lebenstag, während in den Gruppen III und IV von der einmaligen Gabe am 8. Lebenstag Gebrauch gemacht wurde. Die Verabreichung erfolgte bei Präparaten in wasserlöslicher oder pulvriger Form mit der Tränkmilch. Schwierigkeiten der Aufnahme oder solche der Verträglichkeit haben sich nicht gezeigt.

Bei den Kälbern des Versuches 3 war bei einer Aufstallung dieser Serie im September mit verstärkter Vitaminversorgung über das Kolostrum und die Tränkmilch zu rechnen. Die Milchfettgaben wurden daraufhin in allen Gruppen auf 4,165 kg gesenkt. Die Höhe der zusätzlich verabreichten Vitaminmengen verblieb bei 400 000 IE Vit. A und 40 000 IE Vit. D_3. Die Ergebnisse der vorhergehenden Versuchsreihe ließen eine einmalige Stoßverabreichung als durchaus möglich erscheinen; die Kälber der Gruppen III und IV erhielten diese Vitaminstöße. An die Gruppe II wurden bei kontinuierlicher Citosangabe zusätzlich antibiotische Stoffe in Form von Terramycin gegeben. Für die Gruppen III und IV stand dieses Antibioticum zur Verfügung, um bei Durchfällen davon Gebrauch zu machen.

Die Tab. 2 und 3 geben Hinweise auf die Futterpläne der Versuchsreihen und Gruppen. Auf eine 3,5%ige Vollmilch abgestimmt, erhielten die Kälber damit Gesamtmengen von 119,0 bis 182,0 kg. Bei Hinzuzählung der vor dem Versuchsbeginn verabfolgten Milch sind den Kälbern etwa 170,0 bis 230,0 kg als Gesamtmenge gegeben worden. Der Einsatz von Magermilch erfolgte bereits in der 3. bis 4. Lebenswoche mit dem Bestreben, geringe Vollmilchmengen bis zur 8. Lebenswoche verabreichen zu können. Die Vorlage von Kraftfutter und Heu begann ab 2. bis 3. Lebenswoche. Die Zusammenstellung der Kraftfuttermischung zeigt Tab. 4.

Der Versuchsablauf erbrachte weder Störungen noch das Ergebnis beeinträchtigende Besonderheiten. Durchfälle traten in sehr geringer Zahl auf; sie beeinflußten das Versuchsergebnis kaum. Auch die einmaligen Stoßgaben in Höhe von 400 000 IE Vit. A und 40 000 IE Vit. D wurden gut vertragen und zeigten keinerlei Komplikationen.

Tabelle 2. *Futterplan des Versuches 1*

Gruppe	Woche	insgesamt Tage	Vollmilch bei 3,5% Fett pro Tag kg	Vollmilch bei 3,5% Fett insges. kg	Magermilch pro Tag kg	Magermilch insges. kg	Milchfett-menge g	Kraftfutter	Heu
I	10. Tag—2. Woche	5	7,0	35,0	—	—	1225	Beliebige Aufnahme bis 2 kg pro Tag / Kalb	Aufnahme beliebig
	3. Woche	7	8,0	56,0	—	—	1960		
	4. Woche	7	6,0	42,0	2,0	14,0	1470		
	5. Woche	7	3,0	21,0	5,0	35,0	735		
	6. Woche	7	2,0	14,0	6,0	42,0	490		
	7.— 8. Woche	14	1,0	14,0	7,0	98,0	490		
	9.—13. Woche	35	—	—	8,0	280,0	—		
	insgesamt	82		182,0		469,0	6370		
II III IV	10. Tag—2. Woche	5	7,0	35,0	—	—	1225	Beliebige Aufnahme bis 2 kg pro Tag/Kalb	Aufnahme beliebig
	3. Woche	7	5,0	35,0	3,0	21,0	1225		
	4. Woche	7	3,0	21,0	5,0	35,0	735		
	5.— 8. Woche	28	1,0	28,0	7,0	196,0	980		
	9.— 13. Woche	35	—	—	8,0	280,0	—		
	insgesamt	82		119,0		532,0	4165		

Tabelle 3. *Futterplan des Versuches 2*

Gruppe	Woche	insgesamt Tage	Vollmilch bei 3,5% Fett pro Tag kg	Vollmilch bei 3,5% Fett insges. kg	Magermilch pro Tag kg	Magermilch insges. kg	Milchfett-menge g	Kraftfutter	Heu
I	10. Tag—2. Woche	5	7,0	35,0	—	—	1225	Beliebige Aufnahme bis 2 kg pro Tag/Kalb	Aufnahme beliebig
II	3. Woche	7	8,0	56,0	—	—	1960		
III	4. Woche	7	6,0	42 0	2,0	14,0	1470		
IV	5. Woche	7	3,0	21,0	5,0	35,0	735		
	6.— 8. Woche	21	1,0	21,0	7,0	147,0	735		
	9.—13. Woche	35	—	—	8,0	280,0	—		
	insgesamt	82		175,0		476,0	6125		

Futterplan des Versuches 3

Gruppe	Woche	insgesamt Tage	Vollmilch bei 3,5% Fett pro Tag kg	Vollmilch bei 3,5% Fett insges. kg	Magermilch pro Tag kg	Magermilch insges. kg	Milchfett-menge g	Kraftfutter	Heu
I	10. Tag—2. Woche	5	7,0	35,0	—	—	1225	Beliebige Aufnahme bis 2 kg pro Tag/Kalb	Aufnahme beliebig
II	3. Woche	7	5,0	35,0	3,0	21,0	1225		
III	4. Woche	7	3,0	21,0	5,0	35,0	735		
IV	5.— 8. Woche	28	1,0	28,0	7,0	196,0	980		
	9.—13. Woche	35	—	—	8,0	280,0	—		
	insgesamt	82		119,0		532,0	4165		

ARCHIV FÜR TIERERNÄHRUNG

UNTER MITWIRKUNG VON

Prof. Dr. A. Hock, Berlin. Prof. Dr. Dr. W. Lenkeit, Göttingen.
Prof. Dr. Dr. h. c. K. Nehring, Rostock. Prof. Dr. Dr. W. Wöhlbier, Stuttgart-Hohenheim

HERAUSGEGEBEN VON

ERNST MANGOLD

Prof. Dr. med. Dr. phil. Dr. med. vet. h. c. Dr. agr. h. c. Dr. agr. h. c.
Direktor em. des Instituts für Tierernährungslehre
der Humboldt-Universität Berlin

7. BAND

1957

AKADEMIE-VERLAG · BERLIN

ARCH. TIERERNÄHRUNG - 7. BAND HEFT 1-6 - BERLIN - JANUAR BIS DEZEMBER 1957

Inhalt des 7. Bandes

Herausgeber und verantwortlich für den Inhalt: Prof. Dr. med. Dr. phil. Dr. med. vet h. c. Dr. agr. h. c. Dr. agr. h. c. Ernst Mangold, Berlin N 4, Invalidenstraße 42 (Fernruf 42 49 64). Verlag: Akademie-Verlag GmbH., Berlin W 8, Mohrenstraße 39 (Fernruf: 20 03 86); Postscheckkonto: 350 21. Bestell- und Verlagsnummer dieses Bandes: 1010/VII. Das Archiv für Tierernährung erscheint vorläufig jährlich in 1 Band zu 6 Heften. Bezugspreis je Einzelheft DM 8.50, ausschließlich Porto und Verpackung. Satz und Druck: Robert Noske, Borna (Bez. Leipzig). Veröffentlicht unter der Lizenz-Nr. 1213 des Amtes für Literatur und Verlagswesen der Deutschen Demokratischen Republik. Printed in Germany.

Tabelle 4. *Zusammenstellung der Kraftfuttermischungen*

	Versuch 1	Versuch 2 u. 3
Hafer (gequetscht)	30%	40%
Gerste	10%	15%
Kartoffelflocken	15%	10%
Gerstendarrmalz	10%	—
Leinextraktionsschrot . . .	20%	20%
Trockenschnitzel	10%	10%
Trockenhefe	3%	3%
Mineralstoffgemisch *) . . .	2%	2%

*) (fürVersuch 1 handelsüblich, für Versuch 2 u. 3 Ramikal).

II. Futteraufnahme

Die in den Tab. 2 und 3 vorgesehenen Futtermengen als Voll- und Magermilch kamen voll zum Verzehr. Interessant und von Bedeutung sind die zur beliebigen Aufnahme vorgelegten Kraftfutter- und Heumengen. In früheren Versuchen mit der ähnlichen Fragestellung einer Kälberaufzucht mit eingeschränkten Vollmilch-

Tabelle 5. *Durchschnittliche tägliche Kraftfutteraufnahme im Versuchs- und Wochendurchschnitt*

Alter in Wochen	Versuch 1		Versuch 2	Versuch 3
	Gr. I kg	Gr. II, III, IV kg	Gr. I, II, III, IV kg	Gr. I, II, III, IV kg
2.	—	—	—	—
3.	0,119	0,143	0,072	—
4.	0,143	0,159	0,139	0,099
5.	0,262	0,230	0,240	0,176
6.	0,357	0,445	0,392	0,483
7.	0,666	0,762	0,682	0,711
8.	0,738	0,960	0,749	0,960
9.	0,976	0,999	1,237	1,392
10.	1,500	1,294	1,438	1,622
11.	1,786	1,587	1,792	1,762
12.	1,929	1,833	1,976	1,939
13.	2,000	1,984	1,969	1,984
Aufnahme insgesamt	73,332	72,772	74,802	77,896

gaben konnte bereits darauf hingewiesen werden, daß im Zuge dieser Maßnahmen eine erhöhte Aufnahme von Kraftfutter und Heu eintritt. Aus dieser Feststellung heraus ergab sich für die vorliegenden Untersuchungen die Notwendigkeit einer Begrenzung der Kraftfuttermengen bei beliebigem Verzehr in einer bestimmten Altersstufe. So erreichten einzelne Kälber bereits mit 10 Wochen die Höchstgabe von 2,0 kg je Kalb/Tag. Die Ergebnisse einer erhöhten Aufnahme infolge der Vollmilch- bzw. Milchfetteinschränkung decken sich mit den Feststellungen anderer Autoren. KRÜGER [13] gibt bei Vollmilchmengen von 150 kg für den Lebensabschnitt 1. bis 16. Woche 92 kg an. In eigenen Untersuchungen sind in dem Abschnitt bis zur 13. Lebenswoche 72,772–77,896 kg je Kalb gegeben worden (Tab. 5).

Der Heuverzehr (Tab. 6) war nicht hoch und entsprach kaum den Erwartungen. Es hat dies seine Begründung in der Tatsache, daß nach schlechten Ernten der letzten nassen Jahre die Qualität geringer war. Im Vergleich zu früheren, eigenen Untersuchungen ist die Aufnahme bis zur 13. Lebenswoche jedoch keineswegs so verändert, um dadurch das Versuchsergebnis zu beeinflussen.

Tabelle 6. *Durchschnittliche tägliche Heuaufnahme im Versuchs- und Wochendurchschnitt*

Alter in Wochen	Versuch 1		Versuch 2	Versuch 3
	Gr. I kg	Gr. II, III, IV kg	Gr. I, II, III, IV kg	Gr. I, II, III, IV kg
2.	0,050	0,012	—	—
3.	0,071	0,071	0,038	0,048
4.	0,083	0,103	0,049	0,076
5.	0,083	0,075	0,092	0,122
6.	0,155	0,163	0,132	0,175
7.	0,226	0,214	0,133	0,259
8.	0,262	0,306	0,181	0,284
9.	0,381	0,381	0,316	0,345
10.	0,453	0,429	0,344	0,278
11.	0,477	0,453	0,359	0,302
12.	0,560	0,544	0,406	0,332
13.	0,774	0,686	0,333	0,406
Aufnahme insgesamt	24,925	24,035	16,681	18,389

III. Gewichtsentwicklung

In den Tab. 7 und 8 ist versucht worden, einen zusammenfassenden Einblick in die Entwicklungen der einzelen Gruppen zu geben. Die Abb. 1 bis 3 haben die Aufgabe, diese Ergebnisse zu erläutern. Dabei sei in Tab. 7 zunächst hervorge-

Tabelle 7. *Gewichtsentwicklung*

	Anfangsgewicht (10. Lebenstag) kg	Endgewicht (13. Lebenswoche) kg	Gewichtszunahme kg	Gewichtszunahme %	durchschnittliche tägliche Zunahme kg
Versuch 1:					
Gruppe I	45,50	117,21	71,71	157,60	0,875
Gruppe II	46,42	112,63	66,21	142,63	0,807
Gruppe III	46,83	118,17	71,34	152,34	0,870
Gruppe IV	47,25	108,29	61,04	129,19	0,744
Versuch 2:					
Gruppe I	43,92	111,46	67,54	153,78	0,824
Gruppe II	44,90	113.20	68,30	152,12	0,833
Gruppe III	43,83	110,21	66,38	151,45	0,810
Gruppe IV	43,00	112,92	69,92	162,60	0,853
Versuch 3:					
Gruppe I	47,17	121,42	74,25	157,41	0,905
Gruppe II	48,60	118,50	69,90	143,83	0,852
Gruppe III	47,33	120,75	73,42	155,12	0,895
Gruppe IV	48,60	122,15	73,55	151,34	0,897

hoben, daß die Anfangsgewichte mit dem 10. Lebenstag innerhalb der Reihen weitgehend ausgeglichen waren. Auffallend sind der höhere Durchschnittswert in Versuch 3 und die geringeren Anfangsgewichte in Versuch 2. Es dürfte erforderlich sein, hier auf die jeweilige Jahreszeit für die Anfangstermine hinzuweisen. In den Herkunftsbetrieben hat eine vollwertige Winterfütterung nicht immer stattgefunden. Diesbezügliche Auswirkungen auf die Entwicklung der Kälber mögen sich andeuten und zu der Reihenfolge der höchsten Kälbergewichte im Herbst bis zu den geringsten im Frühjahr geführt haben. Ein Aufholen bzw. ein Ausgleich bis zur 13. Lebenswoche ist kaum eingetreten.

In Versuch 1 erreichte die Gruppe I bei kontinuierlicher Citosangabe die höchste durchschnittliche tägliche Zunahme von 0,875 kg innerhalb der Untersuchungsserie. Den fast gleichen Wert erzielte Gruppe III mit 0,870 kg. Bedeutungsvoll ist, daß diese Übereinstimmung erreicht wurde bei einer Verringerung der Milchfettgaben, jedoch Erhöhung der Vitaminzufuhr um 200 000 IE Vit. A und 20 000 IE Vit. D_3. Letztere kamen in 3 Stößen zur Verabreichung. Die Senkung der Milchfettmenge in Gruppe II auf 4,165 kg ohne Erhöhung der Vitaminzufuhr führte zu einer Minderung der täglichen Zunahme auf 0,807 kg. Wie erwartet, konnten in der Gruppe IV ohne Ausgleich nur 0,744 kg durchschnittliche Zunahme je Kalb und Tag erzielt werden. Die Gewichtszunahme in einer Schwankungsbreite von 61,04 bis 71,71 kg oder der prozentuale Zuwachs von 129,19% in der Gruppe IV und 157,60% in der Gruppe I unterstreichen die variierende Entwicklung. Bei varianzanalytischer Auswertung konnten die Unterschiede zwischen den Gruppen I und IV sowie III und IV Sicherungen erfahren; eine solche zwischen I und II und III und II besteht nicht. Die Abb. 1 ergänzt das in Zahlen niedergelegte unterschiedliche Wachstum der Kälber bzw. der einzelnen Gruppen.

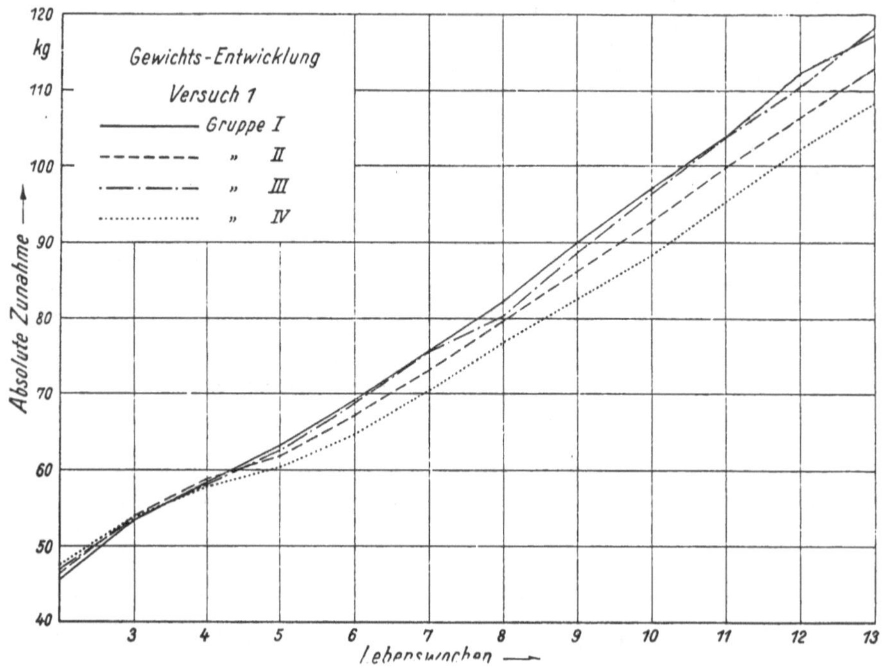

Abb. 1

Der Versuch 2 nahm vermehrt Rücksicht auf die versuchsmäßig abzuklärenden Fragen einer möglichst einmaligen Stoßgabe der Vitamine. Die zu erwartende geringe Versorgung mit Vitaminen durch die Mutter- bzw. Tränkmilch bei einem Versuchsbeginn Anfang Mai (später Weideauftrieb und Grünfuttereinsatz im Jahre 1956) war Veranlassung für die Erhöhung der Milchfettgabe auf 6,125 kg. Bedeutungsvoll für das Versuchsergebnis sind nunmehr die Gruppen III und IV mit der einmaligen Stoßverabreichung der vorgesehenen Vitaminmengen in wasserlöslicher oder pulvriger Form am 8. Lebenstag. Die Wahl dieses Tages ergab sich zwangsläufig durch die Übernahme der angekauften Kälber am 7. bis 8. Lebenstag. Wie eingangs erwähnt, ist die Frage der Resorbierbarkeit im Hinblick auf das Alter nicht voll geklärt; von einzelnen Forschern wird hervorgehoben, daß hier ein Zeitpunkt kurz nach der Geburt günstig sei. Die eigenen Untersuchungen bringen für den 8. Lebenstag recht brauchbare Ergebnisse. Die in den Gruppen erreichten Zunahmen zeigten eine geringe Variation zu den diesbezüglichen Ergebnissen in Gruppe I mit kontinuierlicher Gabe oder einer zweimaligen Stoßverabreichung in Gruppe II. Die varianzanalytische Auswertung erbrachte keine Signifikanz zwischen den erzielten Werten. Es konnte damit der Beweis erbracht werden, daß eine einmalige Stoßgabe zu den gleichen Zunahmen führt wie eine solche, kontinuierlich gegeben, oder in mehreren Stößen verabreicht. Absolut gesehen liegen die durchschnittlichen täglichen Zunahmen von 0,810 bis 0,853 kg unter denjenigen des Versuchs 1. Hier mögen Variationen zum Ausdruck kommen, die auf die erwähnten jahreszeitlichen Schwankungen der Vitaminzufuhr über die Tränkmilch zurückzuführen sind.

Der Versuch 3 sollte den Beweis erbringen, daß bei Herbstkalbungen eine Milchfettgabe von etwa 4,0 kg und eine einmalige Vitaminstoßgabe von 400 000 IE Vit. A und 40 000 IE Vit. D_3 zu normalen täglichen Zunahmen führt. Das Ergebnis zeigt, daß bei den kräftigen Herbstkälbern normale Entwicklungen erreicht wurden, die mit Werten von 0,852 bis 0,905 kg täglicher Zunahme recht hoch sind und keine großen Variationen zwischen den Gruppen erbrachten. Die Gruppen III und IV bewiesen erneut die mögliche Vitaminverabreichung als Stoßgabe. Auch hier ergab die varianzanalytische Auswertung keine Sicherung der geringen Unterschiede zwischen den Gruppen. Für die Versuche 2 und 3 bringen

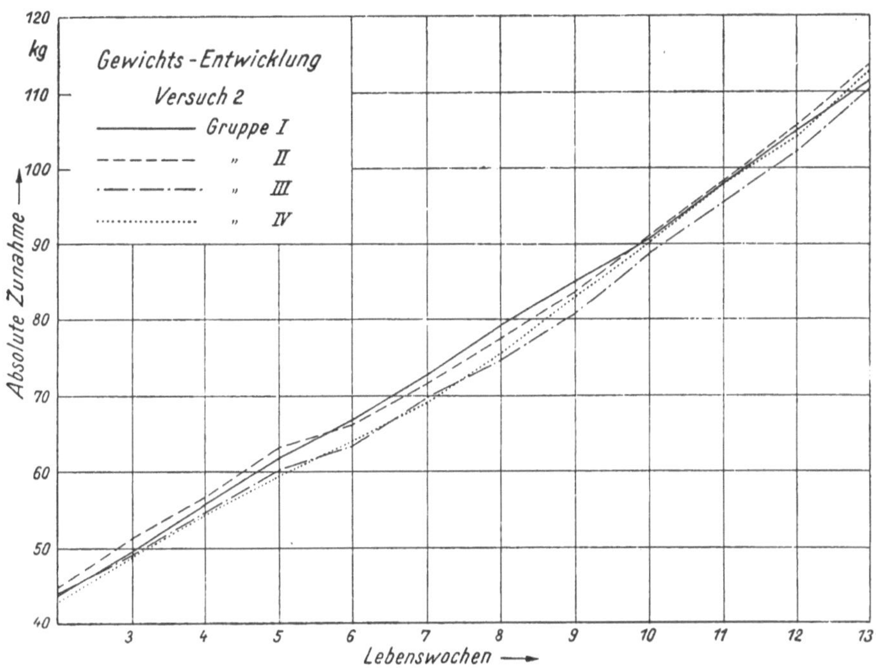

Abb. 2

die Abb. 2 und 3 in eindrucksvoller Weise die gleichmäßige Entwicklung bei kontinuierlicher sowie stoßmäßiger Gabe der notwendigen Vitamindosen.

In Tab. 8 ist die Entwicklung der Kälber in den einzelnen Abschnitten wiedergegeben. Dabei entspricht die Periode vom 10. Lebenstag bis zur 3. Woche in allen Gruppen weitgehend einer Normalversorgung mit Vollmilch, während der Abschnitt 4. bis 8. Woche einen variierenden Übergang zur Magermilch enthält (Tab. 2 und 3). In einer Gesamtübersicht und einem Vergleich der diesbezüg-

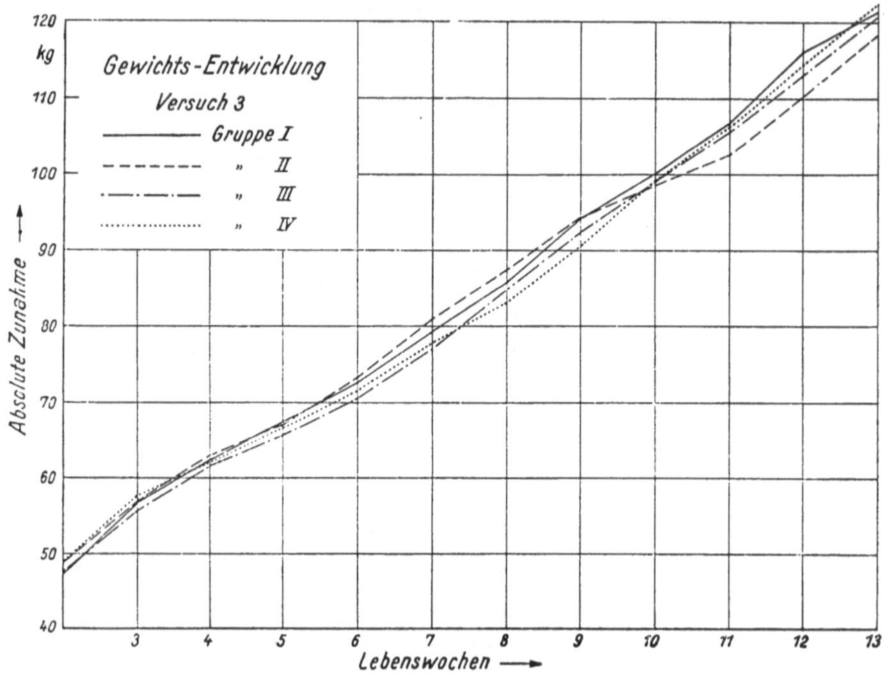

Abb. 3

lichen Entwicklungen zwischen den Versuchsreihen kann man sich im ersten Abschnitt bis zur 3. Lebenswoche des Eindrucks nicht erwehren, daß die jahreszeitlich bedingte Vitaminversorgung über die Mutter- und die Tränkmilch zu dem schon mehrmals hervorgehobenen günstigeren Abwachsen der Herbstkälber in Versuch 3 geführt hat, gefolgt von den Winterkälbern in Versuch 1, während die geringste Entwicklungsfreudigkeit bei den Frühjahrstieren in Versuch 2 festzustellen war. Diese Unterschiede weichen im Abschnitt von der 4. bis 8. Lebenswoche einer vermehrten Auswirkung der Vitamingaben. So bleibt die Gruppe IV/Versuch 1 ohne Zusätze nunmehr mit einer durchschnittlichen täglichen Zunahme von 0,657 kg wesentlich zurück. Im letzten Abschnitt von der 9. bis 13. Lebenswoche wirkt sich die erhöhte Kraftfutter- und Heuaufanahme aus. Interessant ist, daß die Gruppe IV/Versuch 1 auch in dieser Periode nur wenig aufholt.

Tabelle 8. *Übersicht der Gewichtsentwicklung in einzelnen Abschnitten*

	Zunahme pro Abschnitt					
	10. Tag—3. Woche		4.—8. Woche		9.—13. Woche	
	insgesamt kg	pro Tag kg	insgesamt kg	pro Tag kg	insgesamt kg	pro Tag kg
Versuch 1:						
Gruppe I	7,58	0.632	29,17	0,833	34,96	0,999
Gruppe II	7,25	0,604	26.08	0,745	32,88	0,939
Gruppe III	6,34	0.528	27,16	0,776	37,84	1,081
Gruppe IV	6,67	0.556	23,00	0,657	31.37	0,896
Versuch 2:						
Gruppe I	5,75	0.479	29,50	0,843	32,29	0,922
Gruppe II	6,20	0,517	26,60	0,760	35,50	1,014
Gruppe III	5,34	0,445	25,50	0,728	35,54	1,015
Gruppe IV	6,00	0,500	26,92	0,769	37,00	1,057
Versuch 3:						
Gruppe I	9,66	0,805	29,50	0,843	35,09	1,003
Gruppe II	8,40	0,700	30,50	0,871	31,00	0,886
Gruppe III	8,50	0,708	28,92	0,826	36,00	1,029
Gruppe IV	8,80	0,733	25,70	0,734	39,05	1,116

IV. Nährstoffaufwand und Futterverwertung

Die Einzelaufstallung der Kälber und die damit verbundene Möglichkeit einer genauen täglichen Kontrolle des Futterverzehrs erlaubten die Aufstellung der Tab. 9. Die Umwertung in aufgenommene Nährstoffe erfolgte nach Ermittlung der Analysenwerte im Laboratorium des Instituts (Tab. 10).

Im Versuch 1 haben die Gruppen I und III mit der erwähnten günstigsten Entwicklung der Kälber einen höheren Nährstoffaufwand im Vergleich zu denjenigen der Gruppen II und IV. Bei letzteren stehen Werte beim verdaulichen Eiweiß von 370,0 g und 367,9 g solchen von 376,0 g und 382,1 g als Nährstoffaufwand je Tier und Tag gegenüber. Die Zahlen für die Aufnahme an Stärkeeinheiten zeigten eine Variation von 1206,8 bis 1305,5 als durchschnittliche tägliche Werte. In der Futterverwertung ergibt sich ein umgekehrtes Bild. Mit dem Verbrauch von 429,9 g verdaulichem Eiweiß und 1492.8 Stärkeeinheiten zur Erzeugung von einem kg Zunahme erbrachte die Gruppe I die beste Verwertung der aufgenommenen Nährstoffe im Durchschnitt der gesamten Versuchsperiode. Auch diejenige der Gruppe III mit 439,2 g verdaulichem Eiweiß und 1466,6 Stärkeein-

Tabelle 9. *Nährstoffverzehr und Futterverwertung*

	Gesamtverzehr			Nährstoffaufwand			
				pro Tag		pro kg Zunahme	
	Trockenmasse kg	verdaul. Eiweiß kg	Stärkeeinheiten	verdaul. Eiweiß g	Stärkeeinheiten	verdaul. Eiweiß g	Stärkeeinheiten
Versuch 1							
Gruppe I	149,23	30,83	107,05	376,0	1305,5	429,9	1492,8
Gruppe II	142,66	30,34	99,60	370,0	1214,6	458,2	1504,3
Gruppe III	151,31	31,33	104,63	382,1	1276,0	439,2	1466,6
Gruppe IV	141,41	30,17	98,96	367,9	1206,8	494,3	1621,2
Versuch 2							
Gruppe I	140,52	28,65	110,43	349,4	1346,7	424,2	1635,0
Gruppe II	141,21	29,02	111,94	353,9	1365,1	424,9	1638,9
Gruppe III	142,06	29,08	112,30	354,6	1369,5	438,1	1691,8
Gruppe IV	139,74	28,69	110,51	349,9	1347,7	410,3	1580,5
Versuch 3							
Gruppe I	147,57	30,27	112,36	369,1	1370,2	407,6	1513,3
Gruppe II	145,64	29,64	109,81	361,5	1339,1	424,0	1570,9
Gruppe III	141,86	29,67	109,14	361,8	1331,0	404,1	1486,5
Gruppe IV	146,21	30,37	112,61	370,4	1373,3	412,9	1531,1

heiten ist gut, während die erforderlichen Nährstoffe pro kg Zunahme in der Mantelgruppe IV mit 494,3 g verdaulichem Eiweiß und 1621,2 g Stärkeeinheiten wenig befriedigten.

Bei den Versuchsreihen 2 und 3 ergab sich zwischen den Gruppen eine geringe Variation sowohl für den Nährstoffaufwand pro Tag wie auch für den Verbrauch zur Erzeugung von 1 kg Zuwachs. Es zeigten sich damit keinerlei Auswirkungen, die in der stoßweisen Verabreichung der Vitamine ihre Begründung hätten haben können. Im Vergleich mit den von anderen Autoren genannten Werten sind die Ergebnisse als durchaus normal zu bezeichnen. In einer neueren diesbezüglichen Zusammenstellung nennt KRÜGER [13] Bedarfszahlen von 100 bis 430 g verdaulichem Eiweiß sowie von 1200 bis 1800 Stärkeeinheiten für zunehmende Kälbergewichte von 36.0 bis 120 kg.

Tabelle 10. *Analysenwerte für Versuche 1, 2 und 3*

Futtermittel	Zahl der Proben	Trocken-substanz %	verdauliches Reinprotein %	verdauliches Rohfett %	verdauliche Rohfaser %	N-freie Extraktstoffe %	Asche %	Stärke-einheiten
Vollmilch	6	12,73	3,10	3,55	—	4,56	0,74	14,94
Magermilch	6	8,71	3,02	—	—	4,60	0,68	6,38
Heu (Wiesenheu)	5	84,86	3,02	1,09	15,14	26,11	7,98	29,12
Hafer	6	82,24	9,14	4,15	1,46	46,88	3,66	59,14
Gerste	6	83,19	7,91	2,00	2,85	53,43	3,20	64,32
Kartoffelflocken	5	86,55	2,32	0,67	1,91	64,88	5.13	65,85
Gerstendarrmalz	2	88,22	9,35	2,25	1,23	60,77	2,69	73,29
Leinextraktionsschrot	6	87,34	26,93	1 40	4,84	27,52	8,71	58,53
Trockenschnitzel	6	87,44	3,60	1,18	11,16	50,10	5,02	47,88
Trockenhefe	6	88,37	26,92	1,49	3,73	29,33	9,85	59,68

V. Vitaminbedarf und Vitaminzufuhr

Die Frage des Vitaminbedarfes hatte für die vorliegenden Untersuchungen eine besondere Bedeutung. Vor Aufnahme der Versuche war die Frage zu klären, ob lediglich ein Ausgleich für die mit der Verringerung der verabreichten Milchfettmengen entfallenden Vitaminzufuhren gegeben werden solle oder eine verstärkte Dosis zu verabreichen sei. Im Hinblick auf evtl. zu erwartende Schwierigkeiten bei der Stoßverabreichung entschlossen sich die Versuchsansteller für notwendige Mindestmengen unter Hinzufügung von Sicherungszuschlägen. Zur Ermittlung der damit notwendigen Vitaminzufuhren war nun einerseits der errechnete Vitaminausfall bei den Vollmilcheinschränkungen auf 120,0 bzw. 180,0 kg ab 10. Lebenstag zu berücksichtigen, wie andererseits der tatsächliche Bedarf berechnet bzw. bekannt sein mußte. Letzterer wurde den in der Literatur niedergelegten Hinweisen und Normen entnommen. Wie aus der folgenden Aufstellung hervorgeht – die selbstverständlich keineswegs Anspruch auf Vollständigkeit erhebt – schwanken die Angaben der einzelnen Autoren beträchtlich. Es mag dies seine Begründung in der wenig bekannten und festliegenden Variation von Zufuhr und Speicherung beim Kalb kurz vor und nach der Geburt haben. Genannt seien folgende Angaben aus neueren Arbeiten bzw. Zusammenstellungen.

Autor	Vitaminbedarf in IE pro kg Körpergewicht	
	Vitamin A	Vitamin D_2, D_3
LENKEIT	110	7
NEHRING	70–80	10
SCHEUNERT	80–88	6–12
KIRSCH	70	8–11
MEIER (nach amerikanischen Untersuchungen)	25–33	8–11
BLAXTER	50	—

Für die eigenen Untersuchungen erfolgte eine Annahme von etwa 1000 bis 1500 IE Vit. A und 20 IE Vit. D pro kg Vollmilch (3,5%). Bei Verringerung der Vollmilchzufuhr und Berücksichtigung von Fragen der Resorbierbarkeit sowie Einschaltung von Sicherungszuschlägen ergaben sich zusätzliche Gesamtmindestzufuhren von 400 000 IE Vit. A und 40 000 IE Vit. D. Nur in der Gruppe III/Versuch 1 fand eine Erhöhung um 50% statt.

Unter Verwendung der genannten Bedarfszahlen und Errechnung der mit dem Futter (nach Tabellenwerten) und zusätzlich aufgenommenen Vitaminmengen ergab sich Tab. 11. Dabei entsprach die Fehlmenge in Gruppe IV/Versuch 1 ohne zusätzliche Vitamingaben den Erwartungen. Die Unterbilanzen in den jeweiligen Gruppen II der Versuche 1 und 2 für das Vitamin A sind gering und dürften kaum einen Einfluß auf das Ergebnis des Versuchs gehabt haben. Eine Minderzufuhr für alle Gruppen ergibt sich jedoch für das Vitamin A in der Versuchs-

Tabelle 11. *Vitaminbedarf und Vitaminzufuhr*
(gesamte Versuchszeit)

	Bedarf p. kg Körpergewicht		durch Futter aufgenommen		zusätzliche Vit.-Gaben		Vitamin-Differenz	
	IE Vit. A *)	IE Vit. D	IE Vit. A **)	IE Vit. D	IE Vit. A	IE Vit. D	IE Vit. A	IE Vit. D
Versuch 1								
Gruppe I	735 007	46 780	349 119	27 596	400 000	40 000	+ 14 112	+ 20 816
Gruppe II	712 615	45 333	288 484	25 235	400 000	40 000	— 24 131	+ 19 902
Gruppe III	731 663	46 552	302 706	27 140	600 000	60 000	+ 171 043	+ 40 588
Gruppe IV	687 847	43 760	287 587	24 990	—	—	— 400 260	— 18 770
Versuch 2								
Gruppe I	698 983	44 473	324 129	22 432	400 000	40 000	+ 25 146	+ 17 959
Gruppe II	714 986	44 606	300 853	19 276	400 000	40 000	— 14 133	+ 14 670
Gruppe III	678 570	43 185	313 833	20 679	400 000	40 000	+ 35 263	+ 17 494
Gruppe IV	687 040	43 701	313 460	20 835	400 000	40 000	+ 26 420	+ 17 134
Versuch 3								
Gruppe I	767 847	48 872	283 083	22 140	400 000	40 000	— 84 764	+ 13 268
Gruppe II	760 463	48 404	341 360	25 252	400 000	40 000	— 19 103	+ 16 848
Gruppe III	754 898	45 300	233 047	17 246	400 000	40 000	— 121 851	+ 11 946
Gruppe IV	759 119	48 313	249 106	18 176	400 000	40 000	— 110 013	+ 9 863

*) nach LENKEIT 110 IE Vit. A / 7 IE Vit. D } pro kg Körpergewicht

**) als Berechnungsgrundlage Tabellenwerte.

reihe 3. Die Begründung ist in der unerwünscht geringen Heuaufnahme zu suchen (Tab. 6), die auf die wenig gute Qualität desselben infolge der nassen Sommer 1955 und 1956 zurückzuführen ist.

Bringt man die Tabelle des Vitaminbedarfs und der Vitaminzufuhr mit der Entwicklung der Kälber in Verbindung (Tab. 7), dann sind Auswirkungen dieser Unterbilanzen nicht zu ermitteln. Hier haben sich zweifelsohne verstärkte Variationen bei den diesbezüglichen Gehalten jahreszeitlich anfallender Kolostral- und Tränkmilch ausgewirkt. Die für vorliegende Untersuchungen notwendige Verwendung von durchschnittlichen Tabellenwerten ist dieser variierenden Versorgung kaum gerecht geworden. Es mag sich jedoch herausgeschält haben, daß für Herbstkälber eine Verabreichung von ca. 180 kg Vollmilch (3,5% – einschließlich Kolostralmilchzeit) und eine einmalige Stoßgabe von 400 000 IE Vit. A und 40 000 IE Vit. D_3 bei guten Umweltverhältnissen zu ausreichenden Entwicklungen führen kann. Für Winter- und Frühjahrskälber deutet sich eine Erhöhung der Milchgaben je Kalb auf 230,0 kg oder Steigerung der Vitaminstoßgaben auf 600 000 IE Vit. A und 60 000 IE Vit. D_3 an. Auch hier sind beste stallhygienische Verhältnisse und ausreichende Maßnahmen der Haltung und Pflege vorauszusetzen. Es besteht die Absicht, dieser Frage in weiteren Untersuchungen nachzugehen.

VI. Entwicklung der Körpermaße

Sämtliche Kälber der Versuchsreihen wurden in kürzeren regelmäßigen Abständen gemessen. In den Tabellen 12 bis 14 sind aus dem großen Zahlenmaterial jeweils die Anfangs- und Endwerte (10. Lebenstag und 13. Lebenswoche) gegenübergestellt. Die jeweiligen Gruppen I der einzelnen Reihen mit kontinuierlichen Vitamingaben sind dabei als Vergleichswerte herangezogen worden. Wie erwartet, blieben in der Gruppe IV/Versuch 1 die Entwicklung und damit die erreichten Endmaße hinter denjenigen der übrigen Gruppen zurück. Dabei ist bemerkenswert, daß besonders die Brustmaße stärkere Unterentwicklungen zeigten. Bei den übrigen Versuchsreihen sind keine bemerkenswerten Variationen aufgetreten. Es konnte damit auch hier der Beweis erbracht werden, daß die stoßweise Verabreichung der vorgesehenen Vitamingaben zu keinerlei Beeinflussungen des Abwachsens der Kälber geführt hat.

Zusammenfassung

1. In der Versuchswirtschaft Oberholz kamen im Verlaufe des Jahres 1956 Kälberaufzuchtversuche in 3 Versuchsreihen zur Durchführung. Aufgestellt wurden je Versuchsserie 4 Gruppen, die jeweils 6 Kälber enthielten. Von diesen insgesamt 72 Kälbern fielen 3 während des Versuchsablaufes aus. Die Versuchstiere (schwarzbuntes Niederungsrind, männl.) wurden angekauft und in wenigen Tagen angeliefert; sie entsprachen einem weitgehend ausgeglichenen Versuchsmaterial.

Tabelle 12. *Entwicklung der Körpermaße*
— Versuch 1 —

Gruppe	I			II			III			IV		
	Am 10. Tag	Zuwachs bis zur 13. Lebenswoche		Am 10. Tag	Zuwachs bis znr 13. Lebenswoche		Am 10. Tag	Zuwachs bis zur 13. Lebenswoche		Am 10. Tag	Zuwachs bis zur 13. Lebenswoche	
	cm	cm	%	cm	cm	%	cm	cm	%	cm	cm	%
Wideristhöhe	71,58	17,34	100,0	71,08	17,50	100,9	72,83	16,59	95,7	71,00	14,67	84,6
Kreuzhöhe	76,08	18,34	100,0	75,25	17,25	94,1	77,50	15,67	85,4	75,00	16,50	90,0
Rumpflänge	68,58	23,00	100,0	68,17	24,25	105,4	68,42	23,25	101,1	67,75	23,33	101,4
Brusttiefe	28,58	11,09	100,0	28,92	11,50	103,7	28,83	11,34	102,3	28,33	10,09	90,9
Rippenbrustbreite	16,50	7,58	100,0	17,17	6,91	91,2	16,67	7,50	98,9	16,92	7,00	92,3
Hüftbreite	17,00	8,33	100,0	17,08	7,92	95,1	17,00	8,33	100,0	17,42	7,00	84,0
Umdreherbreite	22,33	8,34	100,0	21,67	8.50	101,9	21,75	8,67	104,0	21,83	7,59	91,0
Brustumfang	76,08	29,42	100,0	77,42	28,08	95,4	77,92	27,83	94,6	77,50	26,58	90,3
Röhrbeinumfang	11,42	1,66	100,0	11,42	1,58	95,2	11,33	1,92	115,7	11,25	1,75	105,4

Tabelle 13. *Entwicklung der Körpermaße*
— Versuch 2 —

Gruppe	I			II			III			IV		
	Am 10. Tag	Zuwachs bis zur 13. Lebenswoche		Am 10. Tag	Zuwachs bis zur 13. Lebenswoche		Am 10. Tag	Zuwachs bis zur 13. Lebenswoche		Am 10. Tag	Zuwachs bis zur 13. Lebenswoche	
	cm	cm	%	cm	cm	%	cm	cm	%	cm	cm	%
Wideristhöhe	72,67	15,25	100,0	72,80	15,80	103,6	70,67	15,66	102,7	71,42	16,25	106,6
Kreuzhohe	76,42	17,08	100,0	77,70	16,90	98,95	74,92	16,91	99,00	75,42	17,75	103,9
Rumpflänge	67,00	23,25	100,0	66,90	21,50	92,47	67,08	21,92	94,28	66,83	21,92	94,28
Brusttiefe	28,67	10,75	100,0	27.80	11,30	105,1	28,08	11,25	104,7	27,58	11,59	107,8
Rippenbrustbreite	16,50	7,08	100,0	16,40	6,70	94,6	17,00	6,00	84,7	16,75	7,17	101,3
Hüftbreite	16,58	8,84	100,0	16,80	8,10	91,6	16,83	8,25	93,3	16,83	8,42	95,2
Umdreherbreite	22,25	8,08	100,0	22,20	8,10	100,2	21,92	8,00	99,0	22,08	7,84	97,0
Brustumfang	75,42	27,91	100,0	74,70	29,10	104,3	75,92	27,33	97,9	74,67	28,83	103,3
Rohrbeinumfang	11,17	1,91	100,0	11,30	1,80	94,2	11,33	1,77	92,7	11,67	1,58	82,7

Tabelle 14. *Entwicklung der Körpermaße*
— Versuch 3 —

Gruppe	I			II			III			IV		
	Am 10. Tag	Zuwachs bis zur 13. Lebenswoche		Am 10. Tag	Zuwachs bis zur 13. Lebenswoche		Am 10. Tag	Zuwachs bis zur 13. Lebenswoche		Am 10. Tag	Zuwachs bis zur 13. Lebenswoche	
	cm	cm	%	cm	cm	%	cm	cm	%	cm	cm	%
Wideristhöhe	72,9	16,3	100,0	72,7	15,2	93,3	71,5	15,7	96,3	72 6	15,3	93,9
Kreuzhöhe	75,8	17,8	100,0	76,3	16,1	90,4	75,4	16,7	93,8	76,3	16,5	92,7
Rumpflänge	68,3	22,3	100,0	68,8	19,5	87,4	68,6	22,2	99,6	70,0	20,8	93,3
Brusttiefe	27,8	11,5	100,0	28,1	10,3	89,6	28,0	10,8	93,9	28,2	11,1	96,5
Rippenbrustbreite	17,2	6,0	100,0	17,1	6,3	105,0	16,3	6,7	111,7	16,8	6,2	103,3
Hüftbreite	17,6	6,7	100,0	17,3	6,9	103,0	17,1	6,9	103,0	17,4	7,3	109,0
Umdreherbreite	22,9	6,9	100,0	22,8	6,8	98,6	22,5	7,3	105,8	22,6	7,1	102,9
Brustumfang	77,3	30,5	100,0	76,9	28,7	94,1	76,0	29,9	98,0	76,4	31,0	101,6
Röhrbeinumfang	11,3	2,1	100,0	11,3	2,3	109,5	11,3	2,2	104,8	11,4	2,1	100,0

2. Untersucht werden sollte die Frage, inwieweit bei Vollmilcheinschränkungen in der Kälberaufzucht die notwendigen Vitaminzufuhren durch Stoßverabreichungen gegeben werden können, um damit Vereinfachungen in der diesbezüglichen praktischen Aufzucht zu finden. Gegenübergestellt wurden kontinuierliche Verabreichungen (Citosan der Firma H. Michelsen, Hamburg), Stoßgaben in wasserlöslicher (Hoffmann-La Roche) oder in pulvriger Form zur Tränkmilch.

3. Ab Versuchsbeginn (10. Lebenstag) bis Versuchsende (13. Lebenswoche) kamen 120,0 kg und 180,0 kg Vollmilch (4,0 bzw. 6,0 kg Milchfett) zur Verabreichung. Gemäß dem Versuchsanfang der einzelnen Reihen im Winter, Frühjahr und Herbst entsprach diese Variation den jahreszeitlich anzunehmenden Schwankungen in der Vitaminzufuhr über Kolostrum und sonstige Tränkmilch. Als notwendige Zufuhren an Vitaminen wurden bei Berücksichtigung der Frage der Resorption sowie Einschaltung von Sicherungszuschlägen 400 000 IE Vit. A und 40 000 IE Vit. D_3 festgelegt. Eine Gruppe erhielt 600 000 IE Vit. A und 600 000 IE Vit. D_3. Die Zufuhr erfolgte kontinuierlich, sowie in drei, zwei und einer Stoßgabe. Letztere konnte aus versuchstechnischen Gründen erst am 8. Lebenstag vorgenommen werden. Es zeigten sich auch bei einmaliger Verabreichung keinerlei Schwierigkeiten bei Aufnahme und Verträglichkeit.

4. Kraftfutter und Wiesenheu wurden zunächst zur beliebigen Aufnahme vorgelegt. Der Kraftfutterverzehr erforderte jedoch bei einzelnen Kälbern eine Begrenzung auf 2,0 kg je Kalb/Tag gegen Ende der Versuchszeiten. Die Gesamtkraftfutteraufnahmen entsprachen dem auch in anderen Untersuchungen bei Vollmilcheinschränkungen festgestellten erhöhten Verzehr. Er lag in der 13 wöchigen Versuchszeit im Durchschnitt der Gruppen bei 72,802 bis 77,896 kg je Kalb.

5. Die durchweg normalen Entwicklungen der Kälber erbrachten die Möglichkeit der Anwendung einer einmaligen Stoßgabe bei der Vitaminzufuhr. Eine Signifikanz der geringen Unterschiede zwischen den durchschnittlichen Lebendgewichtszunahmen der Kälber bei kontinuierlicher und stoßweiser Vitaminverabreichung lag nicht vor. Die Frage der notwendigen wie auch möglichen Höhe der jeweiligen Dosen bedarf weiterer Untersuchungen, die nicht ohne Einbeziehung der jahreszeitlich variierenden Zufuhren über Kolostrum und sonstige Tränkmilch zu sehen sind. Für vorliegende Untersuchungen erbrachten die Frühjahrskälber bei 230,0 kg Vollmilch (3,5% – einschließlich Kolostralmilchzeit) und einem einmaligen Vitaminstoß durchschnittliche tägliche Zunahmen von 0,810 bis 0,853 kg. Bei Herbstkälbern sind mit 180,0 kg Vollmilch und den gleichen hohen Vitamingaben 0,895 bis 0,897 kg erzielt worden.

6. Der Nährstoffverzehr und die Futterverwertung waren im Vergleich mit den diesbezüglichen Ergebnissen anderer Autoren normal. Signifikante Unterschiede zwischen den Werten für die Gruppen einer kontinuierlichen sowie stoßweisen Gabe der Vitamine ergaben sich nicht.

7. Die Körperentwicklung, gemessen an den fortlaufend abgenommenen Körpermaßen, entsprach einer normalen Entwicklung und zeigte ebenfalls keinerlei bemerkenswerte Variationen zwischen den Versuchsgruppen mit variierender Vitaminverabreichung.

Literatur-Verzeichnis

[1] ADAM, A. und GUTHEIL, H.: Vitamin-A-Bilanzversuche beim Säugling. Milchwissenschaft, 10. Jg. H. 6 (1955) S. 190—194.

[2] BECKER, M.: Vitamine in der Fütterung der Schweine. Futter und Fütterung, 55 (1955) S. 440—42.

[3] BLAXTER, E. L.: The Importance of fat soluble Vitamins Calons. Biol. Abstr. Nr. 11, 8 (1952). Zitiert nach Meier: Die Anwendung von Vitaminen und Antibiotica in der praktischen Fütterung in den USA, ihr Einfluß auf die tierische Nutzung, die Zuchtziele und die Güte der Erzeugnisse. Diss. Gießen, 1954.

[4] BOHLMANN, F.: Konstitution und Vitamin-A-Wirksamkeit. Angewandte Chemie, 62. Jg. H. 1 (1950) S. 4—7.

[5] BREIREM, K.: XII. Int. Milchwirtschaftskongreß, Stockholm, 1949. Zitiert nach Lenkeit: Einführung in die Ernährungsphysiologie der Haustiere, Enke Verlag, Stuttgart.

[6] BRÜGGEMANN, H.: Biologisch aufgewertetes Milchpulver für Aufzucht und Mast von Kälbern. Futter und Fütterung, 49 (1955), S. 390—91.

[7] BRÜGGEMANN, J. und TIEWS, J.: Zur Prüfung des Resorptionsumfanges von Vitamin A aus stabilisiertem Vitamin-A-Konzentraten mit Hilfe des Vitamin-A-Leberspeicherungstestes. Zeitschr. f. Tierernährung und Futtermittelkunde Bd. 11, H. 1 (1956), S. 20—32.

[8] COMBERG, G. und ZSCHOMMLER, H.-G.: Kälberaufzuchtversuche mit eingeschränkten Vollmilchgaben und Vitaminausgleichen durch Citosan bzw. Heringsölemulsion. Archiv f. Tierernährung Bd. 6, H. 5 (1956), S 279—303.

[9] CURTO, G.: Ergebnisse der physiologischen und zootechnischen Untersuchungen über die Methode Usuelli-Piana zur Verwendung von Magermilch für die Ernährung der Kälber. Archiv f. Tierernährung, 2 (1952), S. 270—79.

[10] DAVIES, A. W. und MOORE, T.: Biochem. Journ. 42 LXIII (1948). Zitiert nach Lehnhartz: Handbuch der Physiologischen Chemie Teil II, Bd. a (1956), S. 349.

[11] FREY, J. R. und SCHACH, M. A.: Therapeutische Versuche mit Vitamin A. Zeitschr. Dermatologica, 104, Bd. 52, Nr. 2, S. 80—86.

[12] HARING, F.: Mastversuche an Kälbern mit Vollmilch und aufgewerteter Trockenmagermilch. Mitt. d. Deutschen Landw.-Gesellschaft 72. Jg. H. 5 (1957) S. 102.

[13] KRÜGER, L.: Nährstoffbedarf und Futternormen bei Aufzucht und Mast von Jungrindern. Futter und Fütterung, 8. Jg. H. 4 (1957).

[14] LENKEIT, W.: Einführung in die Ernährungsphysiologie der Haustiere. Verlag Ferdinand Enke, Stuttgart.

[15] MEIER, H.: Die Anwendung von Vitaminen und Antibiotica in der praktischen Fütterung in den USA, ihr Einfluß auf die tierische Nutzung, die Zuchtziele und die Güte der Erzeugnisse. Diss. Gießen 1954.

[16] PHILIPPS, P. H., LUNDQUIST und BOYER: Die Wirkung von Vitamin A und gewissen Gliedern des B-Komplexes auf die Verdauung von Kälbern. Journ. of Dairy Science, 24, Nr. 11. Refer. Züchtungskde. Bd. XVII (1942).

[17] SARKAR, B. C. RAY: Carotine and vitamin A in the colostrum of caws of typical Indian breeds. Journ. of Dairy Science, Bd. 31 (1948) S. 479—89.

[18] SPIELMANN, A. A., THOMAS, J. W., LOOSLI, J. K., WITHING, F., NORTON, C. L. und TÜRK, K. L.: The Relationship of the prepatum Dict to the Carotine and Vitamin A Content of Bovine Costrum. Journ. of Dairy Science, 30, Nr. 6 (1947) S. 343—50. Zit. n. Meier: Diss. Gießen 1954.

[19] STEPP, W.: Über einige für den Arzt wichtige Probleme der Vitaminforschung im Hinblick auf Darreichung von Vitaminpräparaten. Ärztl. Wochenschr. 10. Jg. H. 38 (1955) S. 861.

[20] STEPP, W.: Ergebnisse der Vitaminforschung von 1950—1954, Abschn. „Ergebnisse der medizinischen Grundlagenforschung", S. 213. Verlag G. Thieme, Stuttgart.

[21] WOLFF, W.: Ein Versuch zur Frage der tbc-freien Kälberaufzucht mit Trockenmagermilch. Futter und Fütterung Nr. 52 (1955) S. 418—20.

Eingegangen am 9. 5. 1957

Aus dem Forschungsinstitut für Tierernährung und Futterbau der Tschechoslowakischen Akademie der landwirtschaftlichen Wissenschaften, Brno, Abteilung für Tierernährungsphysiologie
(Direktor Dr. J. HERZIG)

ANT. JANČAŘÍK

Bedeutung der Tiernahrung des Karpfens für die Stärkeverdauung

I. Übersicht der Literatur

Über die Kohlenhydrat-Verdauung im Magen-Darmkanal der Fische sind noch sehr wenige Berichte vorhanden. In der ersten Zeit sind diese Berichte meistens vom Charakter gelegentlicher Versuche und Beobachtungen. So führte KRUKENBERG [31, 32] an, daß die Stärke durch den Extrakt der Mundhöhlenschleimhaut einzelner Karpfenfische (*Tinca* und *Idus* = *Leuciscus*) in Zucker verwandelt wird. KNAUTHE [29] bestreitet diese Möglichkeit, aber wie HOMBURGER [18] läßt er die Stärkeverdauung durch den Speiseröhrenextrakt zu. YUNG [64, 65] erwähnt, daß er in zwei von neun Fällen positive Ergebnisse erhielt, wenn er die Stärkeverdauungsaktivität einzelner Seefische (*Scyllium* oder *Squalius acanthias*) mit FEHLING-Reagens untersuchte.

In der Fischmagenschleimhaut ist das Vorhandensein von Carbohydrasen noch nicht zuverlässig festgestellt (RICHET [46], YUNG [64, 65, 66], POLIMANTI [43], WEINLAND — zit. bei RAUTHER [45], BAYLISS [4]). Nur ISHIDA [19, 20] gibt für den Seefisch *Mugil cephalus* an, daß in seinem Magen eine amylolytische Verdauung vor sich geht; es kann aber ein Zweifel bestehen, ob ISHIDA wirklich die Magenschleimhaut untersucht hat, denn seine als Magendurchschnitt beschriebene Abbildung ist wahrscheinlich ein Pylorusdurchschnitt. Alle diese Angaben können zur Problematik der Karpfenverdauung, die den Gegenstand unserer Forschung darstellt, nichts Wesentliches beitragen, denn der Karpfen gehört unter jene Fische, denen der Teil des Verdauungstraktes fehlt, der sich in anatomischer oder physiologischer Hinsicht mit dem Magen anderer Wirbeltiere vergleichen ließe. Der russische Forscher MECHANIK [57] ist über die Verdauung der magenlosen Fische der Meinung, daß der vordere Darmteil dieser Fische im großen Ausmaße den Magen ersetzt. Dies ließe sich nur mit vielen Vorbehalten anerkennen, denn man könnte schwerlich für den Magen den Darmteil halten, in den Pankreassaft und Galle einfließen. Bloße Darmrohrerweiterung durch den Nahrungsumfang kann nicht für wirklichen Magenersatz gehalten werden. Da unsere Arbeit auch einen vergleichend-physiologischen Beitrag darstellen soll, erwähnen wir hier noch die Angaben über alle Fische. KNAUTHE [29] führt an, daß Stärke durch den Fischpankreasextrakt bei der optimalen Temperatur von 23° C verdaut wird. Diese Angabe wurde aber von KRÜGER angegriffen, der die amylolytische Wirkung der Fischpankreas- und Leberextrakte untersuchte; aber wegen uneinheitlicher Versuchsmethodik lassen sich die beiden Ergebnisse nicht vergleichen.

BLANCHARD, STIRLING und BOUDOY zeigten übereinstimmend, daß Stärke durch die Extrakte der Pförtner-Blindschläuche (Appendices pyloricae) verdaut wird. Bei den Karpfenfischen kommen aber diese Blindschläuche nicht vor.

HOMBURGER [18], LUCHAU, KNAUTHE [29], SELLIER [52] gaben an, daß im Mitteldarm der Fische bei einer neutralen Reaktion eine Stärkeverdauung vor sich geht, wogegen RICHET [46] und BOUDOY bestreiten, daß der Fischmitteldarm ein amylolytisches Enzym auszuscheiden imstande sei, und BOUDOY, soweit er eine solche Wirkung in diesem Darmteil festgestellt hat, schreibt sie dem Pankreassaft zu. M. X. SULLIVAN [55] fand bei Seefischen die Amylase weder im Darm noch in der Spiralklappe (Selachier). In diesen Extrakten fand er nicht einmal Invertase (die heute als β-h-Fructosidase bezeichnet wird).

Eine bedeutende Etappe in der Untersuchung der Fischverdauung stellen die Arbeiten von O. POLIMANTI[43] dar, denn dieser war der erste, der an Seefischen (*Scyllium canicula*, *Box salpa* und *Conger vulgaris*) systematische Versuche durchführte, durch welche er die Topographie der Verdauungsenzyme im Magen- und Darmtrakt verfolgte. Zu diesem Zwecke bediente er sich für die Proteasenwirkung der METT-Röhrchen oder der Agarwälzchen, aus denen er die enzymatisch wirkende Substanz eluierte, nachdem die Wälzchen einen bestimmten Darmteil durchgingen, und stellte dann die enzymatische Wirkung in vitro fest. Es gelang ihm nicht, Amylase im Fischdarm festzustellen. Erst später führt WEINLAND (zit. bei RAUTHER[45]) ihre Anwesenheit in alkalischen Darmsekreten an. BODANSKY und ROSE geben an, daß der Darmextrakt des Seefisches *Lutjanus aya* die Stärke verhältnismäßig gut verdaut, aber im ganzen Darmtrakt, einschließlich der Pförtner-Blindschläuche, stellten sie nur eine Spureninvertasewirkung fest, und es gelang ihnen nicht, irgendwelche Maltasewirkung zu beweisen. Trotzdem kommen diese Forscher wie mehrere spätere zu dem folgenden Schlusse: „It therefore appears, that the secretion of the pyloric appendages of *Lutjanus aya* contains most of the enzymes, which are usually found in the pancreatic juice of higher vertebrates.“ Zu diesem Schlusse erklärte auch VONK seine kritische Ansicht.

Überblickt man diese Schrifttumsangaben, so sieht man, daß es sich um sehr ungeordnete, meist gelegentlich gewonnene Erkenntnisse handelt, die am Rande von in anderer Richtung zielenden Forschungen erreicht wurden. Auch diese Ergebnisse konnten keine Basis zu unseren weiteren Forschungen bieten, denn sie wurden meist an Seefischen gewonnen, deren Ernährung in der Natur ganz unkontrollierbar ist. Diesen Forschungen kann nur eine orientierende Bedeutung zugesprochen werden. Die erste modern angelegte Arbeit über die Verdauung der Fische ist die von VONK. Er untersuchte die Verdauung beim Karpfen, Hecht, Selachier (und Frosch), so daß dies die erste Arbeit ist, in der man konkrete Angaben über den Karpfen findet. Die Art von VONK's Arbeit entspricht schon den Ansprüchen der heutigen Physiologie und Enzymologie. VONK untersuchte bei den genannten Tieren auch die Carbohydrasenwirkung der Pankreas- und Darmextrakte. Er konstruierte die Enzymwirkungskurven nach pH, stellte elektrometrisch die Wasserstoffionenkonzentration und die Enzymaktivität quantitativ durch Titrationsmethoden fest. Er stellte Amylase und Maltase im Pankreas aller angeführten Tierarten fest, und zwar in dem Verhältnis, daß Amylase 25 mal höhere Wirkung als Maltase aufwies. Er setzte voraus, daß nur die Pankreascarbohydrasen, die auch an der Darmwand adsorbiert werden können, im Fischdarm ihre Wirkung ausüben. Invertase (= β-h-Fructosidase) stellte er weder im Pankreas noch im Darme fest. Als Wirkungsoptimum der pankreatischen Amylase gibt er pH 6,0 bis 6,5 und für die pankreatische Maltase pH 6,0 bis 7,5 an.

Einen weiteren wesentlichen Beitrag zur Erforschung der Verdauungsprozesse beim Karpfen (und bei der Schleie) stellt die Arbeit von BEAUVALET[5, 6] dar, in der der Verfasser bedeutsame Ergebnisse bringt. Wir erwähnen hier nur seine Angaben, die die Kohlenhydratverdauung betreffen. Er bestätigte von neuem, daß der Mundhöhlenschleimhautextrakt Stärke zu verdauen nicht imstande ist. Er stellte weiter fest, daß ein (Chloroform)-Extrakt von allen Darm- oder Pankreasteilen die Stärke verzuckert.

SCHLOTTKE[49, 50, 51] bestätigte im Karpfendarme Maltase, Saccharase und Lichenase (d. h. Cellulase). Er fütterte die Karpfen mit einer Mischung von 40% Fischmehl, 15% Blutmehl und 5% Zucker, welches Futter durch Kochen von wirksamen Enzymen befreit wurde. Auch fütterte er die Fische mit gekochter Lupine, Pankreas, Weichtieren usw. Er beobachtete, daß diese Nahrung besser verdaut wurde, wenn die Karpfen lebende Ruderfüßler (Copepoden) oder Larven der Zuckmücken (Chironomidae) bekamen. Er stellte auch sicher, daß die natürliche Nahrung schneller verdaut wird, obwohl die Ausscheidung der Verdauungsenzyme vermindert wird. SCHLOTTKE knüpft an die älteren Angaben von ZUNTZ und CRONHEIM[68] an und spricht die Ansicht aus, daß sich die natürliche Nahrung durch ihren Enzyminhalt geltend machen könnte, obwohl sich den heutigen Kenntnissen nach die bessere Verdauung der natürlichen Nahrung auch durch leichtere Verdaulichkeit der tierischen Eiweißstoffe erklären ließe. SCHLOTTKE stellte weiter sicher, daß auch Amylase außer anderen Enzymen im Zuckmückenlarvenextrakte enthalten ist, wenn auch nicht in so hoher

Konzentration wie die Peptidasen und Lipasen. Für die Raubfische (Barsch, Forelle, Quappe) führt er an, daß ihre endogene Amylase und Lipase sehr wenig wirksam sind, soweit sie dort überhaupt vorkommen. Soweit es diesem Verfasser gelungen ist, die schwache Wirkung dieser Enzyme im Fischdarm zu beweisen, hält er die tierische (= natürliche) Nahrung — die Ruderfüßler und Zuckmückenlarven — für ihre Quelle. Richtig bemerkt er, daß die Nahrung bei den nichtmagenlosen Fischen, also vor allem den Raubfischen, zuerst im Magen einer intensiven peptischen Verdauung unterliegt, bei der auch der Lipasen- und Carbohydraseneiweißbestandteil zerstört wird. Wenn auch die angeführten Arbeiten SCHLOTTKE's in mancher Richtung nur orientierenden Charakter haben, war er doch der erste, der darauf aufmerksam gemacht hat, daß wesentliche Unterschiede in den Verdauungsprozessen zwischen den Raubfischen und den omnivoren Fischen des Süßwassers, deren typischer Vertreter der Karpfen ist, bestehen.

Bedeutende Ergebnisse über die Stärkeverdauung bei den Fischen enthält die Arbeit von TURPAJEV (s. PUTSCHKOW [44]). Hier findet man die Feststellung, daß die Plötze, nur von pflanzlicher Nahrung lebend, in ihrem Verdauungstrakt eine erheblich hohe Amylase- und eine besonders niedrige Trypsinkonzentration aufweist. Wurden die Plötzen während 12 Tagen mit tierischer Nahrung gefüttert, sank die Wirksamkeit der Amylase um 30% unter das normale Niveau, wogegen bei einem zweijährigen Karpfen, der während 15 Tagen mit Brot gefüttert wurde, eine kleinere Amylasenwirkungserhöhung und eine erhebliche Trypsinaktivitäterniedrigung entstand.

PUTSCHKOW [44] führt an, daß die Stärkeverdauung im ganzen beim Karpfen ähnlich vor sich geht, wie sie von BABKIN und BOWIE [1] bei Fundulus beschrieben worden ist.

Nach dem Muster der klassischen Arbeiten von I. P. PAWLOW versuchten einige russische Forscher, auch im Verdauungstrakt von Fischen Fisteln verschiedenen Typs anzulegen. Viele dieser Versuche, hauptsächlich bei großen Seefischen, endeten erfolglos (SULIMA [54]), andere brachten Teilergebnissee (BODROWA und KRAJUCHIN [8]). PEGEL [39–42] führte seine Versuche am Baikalgräsing (*Leuciscus baicalensis*) auf die Weise durch, daß er den Fischen in die Speiseröhre, beziehungsweise bis in den Darm, schmale Glasröhrchen mit 4% Stärkelösung oder anderen Stoffen peroral einführte, und je nach der Verminderung des Röhrchens inhaltes nach dem Verlassen des Darmes durch den After schloß er auf die amylolytische Wirkung. Mit Hilfe dieser Röhrchen (METT'sche Röhrchen [35, 36], aus PAWLOW's Laboratorium im J. 1894 und 1896 beschrieben) gelang es zu beweisen, daß sich die Darmdurchgangszeit der Röhrchen bei erhöhter Nahrungsmenge verlängert und die Verdauungsintensität erhöht. In Versuchen mit Fischen, denen die Darmfisteln so eingesetzt wurden, daß der Zugang des Pankreassaftes in bestimmte Darmteile verwehrt wurde, stellte PEGEL fest, daß in der Darmwand Amylase, aber nicht Lipase oder Proteasen, entsteht.

Vor nicht langer Zeit ist die Arbeit von BONDI und SPANDORF [9] veröffentlicht worden, die speziell der Eiweiß- und Kohlenhydratverdauung beim Karpfen gewidmet ist. Diese Verff. stellten sicher, daß Maltose, Stärke und Kleie durch den Pankreassaft verdaut werden, wogegen der Darmsaft Stärke überhaupt nicht und Maltose nur sehr wenig verdaute.

PUTSCHKOW [44] bestreitet die Möglichkeit, daß die exogenen Verdauungsenzyme aus den als Nahrung verschluckten Organismen sich an der Darmverdauung beteiligen könnten. Er meint, daß ihm seine Versuche zum Beweise dienen, in denen eine Zugabe der an Enzymen reichen Organismen zur künstlichen Nahrung des Karpfens sich nicht durch bessere Ausnützung (= nicht Verdauung!) äußerte, im Vergleich zu der Nahrung ohne zugegebene Enzyme.

Faßt man die bisherigen Kenntnisse von der Stärkeverdauung bei den Fischen, besonders bei dem Karpfen, zusammen, so sieht man, daß diese Ergebnisse nicht nur uneinheitlich, sondern auch oft widersprechend sind. Das ergibt sich hauptsächlich daraus, daß viele von den Versuchen unsystematisch, mit ungeeigneten Methoden und mit nicht genügender Anzahl der Fische durchgeführt worden sind. Die allgemeinen Schlüsse werden oft aus bloßen literarischen Angaben gezogen.

Unbeantwortet bleiben vor allem die Fragen, ob im Darme des Karpfens Stärkeverdauende Enzyme entstehen und ob auch die Naturnahrungsenzyme an der Stärkeverdauung teilnehmen. Eine bejahende Antwort auf die erste Frage bildet den Gegenstand einer anderen zugleich erscheinenden Abhandlung, und die Lösung der zweiten Hauptfrage war das Ziel unserer Forschungen, über die hier Bericht erstattet werden soll.

II. Material und Methodik

Als Material benutzen wir Karpfen aus drei verschiedenen Teichen Südmährens. Das Gewicht einzelner Fische war 150 bis 2500 g. Die Fische wurden im Institutswasserbecken mit ständiger Wasserzuleitung und Drucklüftungseinrichtung gehalten. Gefüttert wurden sie mit Regenwürmern, Graupen, Fleisch, Brot, gekochten Kartoffeln, grünen Pflanzen. Während der ganzen Zeit ihres Aufenthaltes im Wasserbecken nahmen die Fische die Nahrung normal auf. Keiner der zu den hier beschriebenen Versuchen verwendeten Fische zeigte pathologische Organänderungen.

Die Karpfen für Versuchsanalysen wurden durch Unterbrechung der Hirnverbindung mit dem Rückenmark getötet. Danach wurde die Kiemenader durchschnitten und das Blut herausgelassen. Die Eingeweide wurden auf die Weise herauspräpariert, daß die Bauchwand kaudal hinter den Brustschwimmflossen angeschnitten und der Schnitt in der Mediallinie fast bis zur Afterausmündung und dann circumanal zur Afterschwimmflosse gezogen wurde, wonach das anale Darmende abgebunden wurde. Der zweite Schnitt wurde an der rechten Körperseite nahe dem Kiemendeckel angesetzt, zuerst bis zu der Bauchhöhlendeckenkante ventrodorsal und dann kranioventral. Danach wurde die rechte Körperwand heruntergelegt und so die Eingeweide freigelegt.

Die Gallenblase wurde nach Anstechen mit einer Injektionsnadel in eine gläserne Injektionsspritze entleert. Nach dem Abbinden des kranialen Darmendes wurden die einzelnen Organe herauspräpariert und der Darm entfaltet. Leber und Pankreas wurden sofort nach dem Herausnehmen auf einer vorbereiteten Schale gewogen. Nach Exenteration der meisten Organe wurde der Darm herausgebracht und sein Inhalt in eine reine Schale gepreßt und gewogen. Hier wurde der Darm mehrmals mit physiologischer Lösung in der „Froschkonzentration", d. h. 0,65% NaCl, durchgespült. Die zur letzten Durchspülung verwendete physiologische Lösung wurde zur Kontrolle der vollständigen Durchspülung auf enzymatische Wirkungen untersucht. Dann wurde der reine Darm gewogen, längs aufgeschnitten und die Schleimhaut abgekratzt. Dieses abgekratzte Gewebe wurde gewogen und dann fein homogenisiert.

Nach dem Abwägen wurden Leber und Pankreas abgespült, in kleine Teilchen zerschnitten und sehr fein homogenisiert. Wie der Darminhalt wurden auch Darmschleimhaut, Leber- und Pankreas-Gewebehomogenat während 30 Minuten in angemessener Menge der Extraktionsflüssigkeit extrahiert, und zwar in Phosphatpufferlösung von pH 8,1. Die Gewebeüberreste wurden aus dem Extrakt teilweise durch Filtration über Hydrophilgase beseitigt, danach wurde das Filtrat noch 15 Minuten zentrifugiert; die abgeschleuderte Lösung (Zentrifugat) wurde dann mit der Extraktionsflüssigkeit so verdünnt, daß 1 ml der Lösung einer bestimmten Gewebe- oder Darmmenge entsprach. In Orientierungsversuchen wurde die niedrigste Konzentration des Extraktes festgestellt, bei der die Wirkung merklich die untere Grenze der Feststellbarkeit überschritt. Für den Extrakt desselben Organes oder für denselben Verdauungssaft verwandten wir immer Extrakt von derselben Konzentration bei der Enzymwirkungsuntersuchung. Aber für eigene Auswertung sind die Resultate auf 1 g Gewebe berechnet.

Die Aufgabe unserer Untersuchungen war, die Wirkung der Enzymkomplexe unter physiologischen Bedingungen festzustellen; deswegen strebten wir, die wirkenden Substanzen durch möglichst kurze (30 Minuten) Extraktion zu gewinnen. Was den Einfluß einiger Extraktionslösungen betrifft, sieht man aus der Tabelle 1, daß die enzymatische Wirkung des Extraktes bei Benützung derselben Gewebemenge desselben Organes nicht wesentlich beeinflußt wird (siehe Tabelle 1).

Tabelle 1. Verdauungswirkung der Extrakte bei Benützung verschiedener Extraktionsflüssigkeiten in kurzfristiger Extraktion. EO — extrahiertes Organ, W — Art der enzymatischen Wirkung, PhL — physiologische Lösung, Gl — Glyzerin, PhP — Phosphatpufferlösung von pH 8,1, B — Karpfendarminhalt, C — Karpfenpankreas- und Leberextrakt, D — Karpfendarmschleimhautextrakt, prot. — proteolytische, lip. — lipolytische, am. — amylolytische Wirkung.

EO	W	Kurzfristige Extraktion durch		
		PhL	Gl	PhP
B	prot.	3,6 ± 1,1	3,9 ± 1,2	3,7 ± 1,2
	lip.	0,4 ± 0,1	0,5 ± 0,1	0,4 ± 0,2
	am.	55,4 ± 10,3	52,3 ± 9,4	56,1 ± 10,9
C	prot.	0,7 ± 0,2	0,8 ± 0,3	0,9 ± 0,2
	lip.	0,7 ± 0,3	0,6 ± 0,2	0,8 ± 0,3
	am.	52,6 ± 7,6	51,3 ± 8,1	49,8 ± 7,1
D	prot.	0,1	0,0	0,2
	lip.	0,8 ± 0,2	0,4 ± 0,1	0,5 ± 0,2
	am.	41.6 ± 6,3	40.2 ± 7,1	43,2 ± 6,6

Den fertigen Extrakten wurden einige Chloroformtropfen beigefügt. Soweit nicht frische Extrakte verarbeitet wurden, wurden diese in einem Kühlschrank aufbewahrt.

Ähnlich wie in unseren vorhergehenden Arbeiten über die Eiweißverdauung der Karpfen (JANČAŘÍK [22]), wurden auch für diese Arbeit Extrakte aus folgenden Organen und Säften der Karpfen verwendet:

A – Galle,
B – Darminhalt,
C – Pankreas und Leber,
D – Darmschleimhaut *).

A – Galle. Wegen ihrer zu geringen Menge konnten die Versuche auf Stärkeverdauung nicht durchgeführt werden. Hier wird sie nur wegen der Vollständigkeit erwähnt.

B – Darminhalt, stellt eigentlich ein Gemisch der Verdauungsdrüsenausscheidungen der Karpfen dar, die kurz vor den Versuchen beschränkte Futtermengen erhielten. Einen ganz reinen Darmsaft ohne jede Nahrungsbeimischung zu gewinnen, ist vielleicht erst nach längerem Hungern möglich. Dann kommt aber der Hunger als neuer Faktor hinzu, der die Darmsaftzusammensetzung – Menge und Enzyme – beeinflussen kann, wie dies unsere noch nicht vollendeten Versuche beweisen. Die Wasserstoffionenkonzentration im Darme bewegte sich in Grenzen von pH 6,3 bis 8,2.

C – Pankreas und Leberextrakt wurden durch Extraktion der Organe gewonnen, wobei die beiden Bestandteile voneinander nicht getrennt wurden.

D – Darmschleimhautextrakt wurde aus der abgekratzten Darmschleimhaut gewonnen.

In unseren Versuchen untersuchten wir auch einige wesentliche Futterbestandteile der Karpfen. Zu diesem Zwecke wurden folgende Extrakte aus den zerdrückten Körpern der Nahrungstiere gewonnen:

E – aus Wasserflöhen **), überwiegend *Daphnia pulex,* in geringerer Menge *Ceriodaphnia.* Wasserflöhe dieser Arten, vor allem aber *Daphnia,* sind typische Bestandteile des Teichplanktons, in dem sie nicht nur durch ihre Anzahl, sondern auch – und das ist zu betonen – durch ihre Masse überwiegen. Ein gut bewirtschafteter Teich kann den Fischen riesige Mengen von Plankton gewähren, denn im Inhalt eines Karpfendarmes wurden 310 g Plankton gefunden, worin sich bis 90 000 Tierüberreste feststellen ließen (POLLAK). Außerdem ist noch in Betracht zu ziehen, daß im Sommer beim Karpfen die Darmdurchgangszeit nur 3 Stunden (manchmal sogar weniger) dauert.

F – aus Schlammröhrenwürmern, hauptsächlich der Gattung *Tubifex.* Diese Würmer stellen einen weiteren Typus der Karpfennahrung vor. Sie sind typische Bodenbewohner, und nicht nur Karpfen, sondern auch andere Fische nehmen sie bereitwillig als Nahrung auf. Ihr Körper ist nicht mit so festen Krusten wie der Körper der Wasserflöhe bedeckt und läßt sich deswegen auch in dem Karpfen-

*) Zur Übersichtlichkeit verwenden wir in Diagrammen und Tabellen zur Bezeichnung dieser Extrakte die Buchstaben A, B, C, D.

**) In Diagrammen und Tabellen sind auch diese Extrakte weiter als E, F, G, H bezeichnet.

darme, vor allem in den hinteren Teilen, nicht so leicht feststellen. Darum werden im Karpfendarminhalte (und im Darme der Süßwasserfische überhaupt) nicht so viele Schlammröhrenwürmer angegeben, wie man dort annehmen könnte.

G – aus Regenwürmern. Die Regenwürmer sind auch oft Gegenstand der Karpfennahrung aus der Bodenfauna. Für unsere Versuche konnten wir nicht die typischen Wasserregenwürmer *(Eiseniella tetraedra)* benützen. Uns dienten meistens die Regenwürmer der Gattung *Eisenia.*

H – aus Larven und Puppen der Mücken, hauptsächlich der Gattung *Culex*

In den vorläufigen Orientierungsversuchen prüften wir verschiedene Methoden zur Feststellung der amylolytischen Wirkung (nach MACKENZIE-WALLIS, WOHLGEMUTH u. a.), in den weiteren Versuchen gingen wir nach KJEHLDAHL-BERTRAND vor: 1 ml verdünnter Verdauungsflüssigkeit wurde zu 5 ml 1% Stärkelösung (von Amylum solubile) gegeben, wonach die Flüssigkeit eine Stunde lang im Thermostaten bei bestimmter Temperatur (38° C) gehalten wurde. Ebenso lang wurden im Thermostaten zugleich die Kölbchen mit den Extrakten gegeben, die vordem 15 Minuten bei 85° C inaktiviert wurden. Die eigene amylolytische Wirkung wurde dann aus der Menge des, durch die von der Stärke abgespaltenen Monosacharide im Versuchskölbchen ausreduzierten Cu ausgedrückt, minus des im Kontrollkölbchen ausreduzierten Cu. Aus derselben Lösung wurden parallel immer 4 Versuchs- und Kontrollproben eingesetzt. Von allen diesen 8 Resultaten wurde für die Auswertung immer der Mittelwert genommen. So untersuchten wir die amylolytische Wirkung des Karpfendarminhaltes (B), der Extrakte der Pankreas-, Leber- und Darmschleimhautgewebe (C, D) und der Bestandteile der natürlichen Karpfennahrung, d. h. E, F, G, H.

Die Ergebnisse der Versuche sind nachstehend teils in Tabellenform, teils in Diagrammen wiedergegeben. Bei der Auswertung wurden einfache statistische Methoden verwendet. Es wurden folgende statistische Werte festgestellt: M – Mittelwert, σ – mittlere Abweichung, σ_m – die mittlere Abweichung des Mittelwertes, V – Variationskoeffizient, t – die signifikante Differenz (FISHER's test t) (Nähere Angaben über die benutzten Auswertungsmethoden siehe FISHER R. A., 1948: Statistical Methods for Research Workers, London).

III. Versuchsergebnisse und ihre Diskussion

Bevor wir zur Beschreibung unserer Resultate und deren Analyse übergehen, halten wir es für nötig darauf aufmerksam zu machen, daß man durch die benützte KJEHLDAHL-BERTRAND-Methode die Menge des ausreduzierten Cu bestimmt, und aus dem so gewonnenen Werte läßt sich die Menge der Monosaccharide (in unseren Fällen der Glukose) ausrechnen. Mittels dieser Methode bestimmt man eigentlich nur das letzte Glied der Verdauungsspaltung der Stärke, d. h. die Glukose. Deswegen geben die Ergebnisse kein genaues Bild über die Verdauung der Stärke, der Amylolyse im engeren Wortsinne, was durch die Mengenbestimmung aus der Stärke entstandener einzelner Dextrinarten und der Maltose zu erhalten wäre. Trotzdem blieben wir bei dem Verfahren, vor allem aus dem Grunde, daß im Brennpunkte der physiologischen und ernährungsökonomischen Untersuchungen die erste Frage steht, wieweit sich die Stärke durch Verdauung in direkt resorbierbare Saccharide, d. h. in Glukose, spaltet. Unsere Versuche gaben uns die Möglichkeit, auf diese Frage zu antworten. Es lassen sich aber nicht genaue Zahlen angeben über die amylolytische Intensität allein, d. h. welches Dextrine- oder Maltosequantum aus der Stärke entstand. Trotzdem läßt sich auch aus unseren Ergebnissen darauf schließen, daß die der festgestellten Glukosemenge entsprechende Maltosemenge die niedrigste amylolytische Wirkung der untersuchten Substanzen darstellt.

In den vorliegenden Versuchen legten wir uns die eindeutige Frage vor: können sich die Amylasen der Tiernahrung auch bei der Verdauung im Karpfendarme geltend machen? Wir haben unsere Versuche in der Weise durchgeführt, daß den einzelnen Karpfen-Organextrakten und Verdauungssäften einzelne Extrakte aus der Tiernahrung zugegeben wurden und die amylolytische Wirkung der Bestandteile mit der Gesamtwirkung des Gemisches verglichen wurde. Aus unseren früheren Versuchen über den Mechanismus der Proteasenwirkung und auch aus der Literatur ist bekannt, daß die Gesamtwirkung eines Gemisches von zwei fremdartigen Extrakten niedriger zu sein pflegt als die Summe ihrer Teilwirkungen. Dies wird vor allem durch die hemmende Wirkung der Verdauungsspaltprodukte erklärt.

Zuerst stellten wir stets die Wirkung jedes Extraktes und dann des Gemisches fest. Die Gesamtwirkung des Gemisches verglichen wir mit der Wirkungssumme beider Bestandteile. Als positives Ergebnis wurde die Wirkung des Gemisches bewertet, wenn sie höher als die des endogenen Karpfen-Bestandteiles gefunden wurde. Denn hieraus ließ sich schließen, daß sich auch die exogenen Enzyme neben den endogenen bei der Verdauung geltend machen. In unseren Diagrammen ist die Wirkung der endogenen Karpfenenzyme durch schraffierte Säulenteile, die Wirkung der exogenen Enzyme durch leere Säulenteile und die Wirkung des Gemisches durch schwarze Säulen dargestellt. Die Summe beider Teilwirkungen wird gleich 100 (%) gesetzt. Jeder Teil eines Säulenpaares stellt den Mittelwert von drei bis vier Versuchsanalysen dar, bei gleicher Anzahl der Kontrollgruppen, d. h. für jedes Säulenpaar wurden 18 bis 24 und für jedes Diagramm bis 240 Analysen durchgeführt. Die statistischen Werte finden sich in der Tabelle 2.

In erster Reihe der Versuche stellten wir den Stärkeverdauungseffekt des Gemisches von Karpfendarminhalt mit einzelnen Karpfentiernahrungsextrakten fest (B + E, B + F, B + G, B + H, Diagramme 1, 2, 3, 4). Das Gemisch mit Wasserflohextrakten weist in 9 von 10 Fällen höheren Verdauungseffekt als der Karpfendarminhalt auf. Diese Differenz ist statistisch beweiskräftig, $t = 3{,}61$. Wurde der Karpfendarminhalt mit dem Schlammröhrenwürmerextrakt zusammengemischt, war der Stärkeverdauungseffekt des Gemisches in allen Fällen beträchtlich höher als der des Darminhaltes. Dieser Unterschied ist hoch signifikant, $t = 13{,}90$! Gleiche Ergebnisse weisen auch die Gemische von Darminhalt mit Regenwurmextrakt auf, wo die Differenz mit $t = 8{,}25$ signifikant ist, sowie Mückenlarven- und Puppenextrakt, wo auch der Unterschied mit $t = 15{,}66$! sehr hoch beweiskräftig ist.

Aus diesen eindeutigen Ergebnissen kann der wichtige Schluß gezogen werden, daß sich im Karpfendarme die Amylasen aus der Tiernahrung an der Stärkeverdauung beteiligen, ihre Wirkung sich aber nie auf volle 100% geltend macht.

Tabelle 2. Amylolytischer Effekt der Extraktgemische: des Karpfendarminhaltes (B), Karpfenpankreas- und Leberextraktes (C) oder des Karpfendarmschleimhautextraktes (D) mit den Karpfentiernahrungsextrakten (aus Wasserflöhen (E), Schlammröhrenwürmern (F), Regenwürmern (G) oder Mückenlarven und Puppen (H)). Die Wirkung ist in Prozent ausgedrückt, und zwar so, daß die Summe der Ausgangseffekte beider Gemischteile gleich 100 (%) gesetzt wird. Die Säulen *K* enthalten die Angaben die Karpfenkörpersubstanzen betreffend, die Säulen *S* betreffen die Angaben über das Gemisch beider Substanzen. *n* — Anzahl der Versuchstiere, *M* Mittelwert der amylolytischen Wirkung, *σ* — mittlere Abweichung, *σ* — mittlere Abweichung des Mittelwertes (der mittlere Fehler), *V* — Variationskoeffizient, *t* — die signifikante Differenz (FISHER's Test t).

	B + E		B + F		B + G		B + H	
	K	S	K	S	K	S	K	S
n	10	10	9	9	10	10	10	10
M	82,0	93,2	17,2	88.4	58,6	94,9	36,3	92,7
σ	9,2	3,9	6,4	11,6	13,5	4,0	11,4	2,6
σ_m	2,87	1,21	2,13	3,86	4,21	1.25	3,56	0,81
V	11,21	4,18	37,20	13,12	23,03	4,21	31,40	2,80
t	3.61		13,90		8,25		15,66	
	C + E		C + F		C + G		C + H	
	K	S	K	S	K	S	K	S
n	9	9	10	10	10	10	9	9]
M	86,4	91,3	49,5	92.1	85,0	94,1	84,6	95,4
σ	7,2	6,9	10,5	2,9	5,1	3,4	7,5	3,1
σ_m	2,40	2,30	3,26	0,90	1,59	1,06	2,50	1,03
V	8,33	7,55	2,12	3,14	6,00	3,61	8,86	3,24
t	1,44		12,29		4,78		4,00	
	D + E		D + F		D + G		D + H	
	K	S	K	S	K	S	K	S
n	10	10	10	10	9	9	10	10
M	95,3	84,5	83,3	91,8	97,2	92,4	87,3	92,8
σ	2,7	7,7	2,9	2,8	3,2	4,0	3,7	2,2
σ_m	0,84	2,40	0,90	0,87	1,06	1,33	1,15	0.68
V	2,83	9,11	3,48	3,05	3,29	4,32	4.23	2,37
t	4,32		6,53		2,82		4,23	

Es soll hier noch einmal erwähnt werden, daß die Versuchskarpfen meistens mit Regenwürmern, die sehr wenig Amylasen enthalten, und mit gekochten Kartoffeln gefüttert wurden. Es ist in Betracht zu ziehen, daß diese Tatsachen unsere Ergebnisse beeinflussen könnten.

In weiteren Versuchen (Diagramme 5, 6, 7, 8) verfolgten wir die Frage, ob die amylolytische Wirkung der Tiernahrungsextrakte auch im Gemische mit Pankreas- und Leberextrakten erhalten bleibt. Die Ergebnisse sind interessant. Im

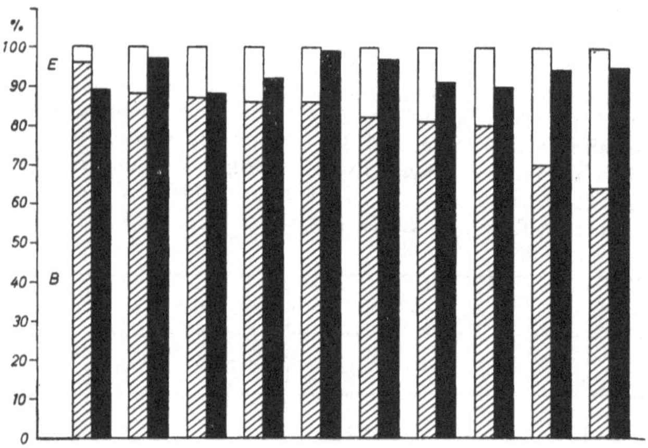

Diagramm 1. Amylolytischer Effekt des Gemisches vom Karpfendarminhalt (B — schraffierter Säulenteil) mit dem Wasserflöheextrakt (E — leerer Säulenteil). Das erste Säulchen stellt bildlich den Effekt der einzelnen Gemischbestandteile dar, deren Summe gleich 100% ist. Das zweite — schwarze — Säulchen stellt den Effekt des Gemisches dar ausgedrückt in Prozent des ersten Säulchens.

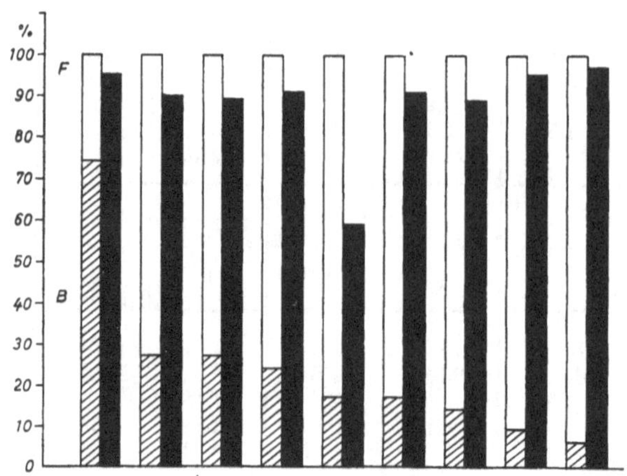

Diagramm 2. Amylolytischer Effekt des Gemisches von Karpfendarminhalt (B — schraffierter Säulenteil) mit dem Schlammröhrenwürmerextrakt (F — leerer Säulenteil). Das erste Säulchen stellt bildlich den Effekt der einzelnen Gemischbestandteile dar, deren Summe gleich 100 (%) ist. Das zweite — schwarze — Säulchen stellt den Effekt des Gemisches dar ausgedrückt in Prozent des ersten Säulchens.

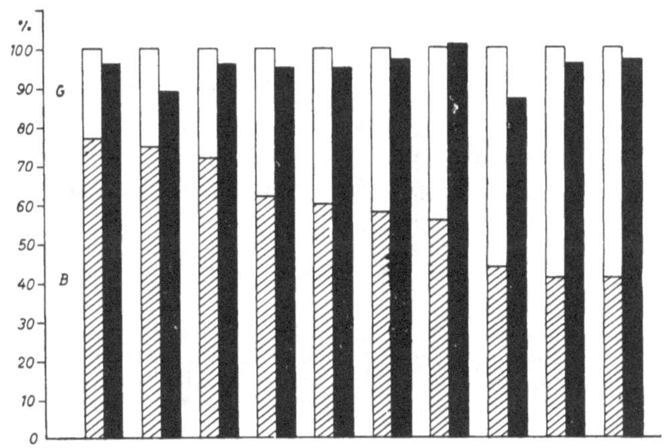

Diagramm 3. Amylolytischer Effekt des Gemisches von Karpfendarminhalt (B — schraffierter Säulenteil) mit dem Regenwürmerextrakt (G — leerer Säulenteil). Das erste Säulchen stellt bildlich den Effekt der einzelnen Gemischbestandteile dar, deren Summe gleich 100 (%) ist. Das zweite — schwarze — Säulchen stellt den Effekt des Gemisches dar ausgedrückt in Prozent des ersten Säulchens.

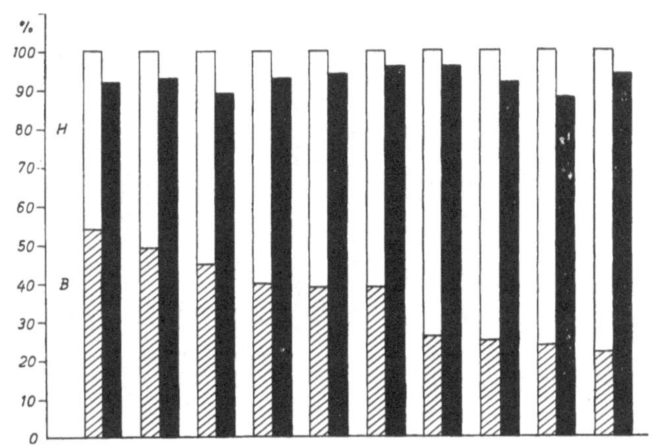

Diagramm 4. Amylolytischer Effekt des Gemisches von Karpfendarminhalt (B — schraffierter Säulenteil) mit dem Mückenlarven- und Puppenextrakt (H — leerer Säulenteil). Das erste Säulchen stellt bildlich den Effekt der einzelnen Gemischbestandteile dar, deren Summe gleich 100 (%) ist. Das zweite — schwarze — Säulchen stellt den Effekt des Gemisches dar ausgedrückt in Prozent des ersten Säulchens.

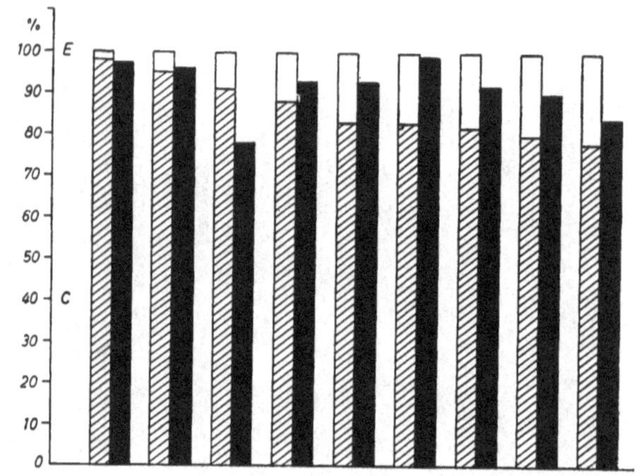

Diagramm 5. Amylolytischer Effekt des Gemisches von Karpfenpankreas- und Leberextrakt (C — schraffierter Säulenteil) mit dem Wasserflohextrakt (E — leerer Säulenteil). Das erste Säulchen stellt bildlich den Effekt der einzelnen Gemischteile dar, deren Summe gleich 100 (%) ist. Das zweite — schwarze — Säulchen stellt den Effekt des Gemisches dar ausgedrückt in Prozent des ersten Säulchens.

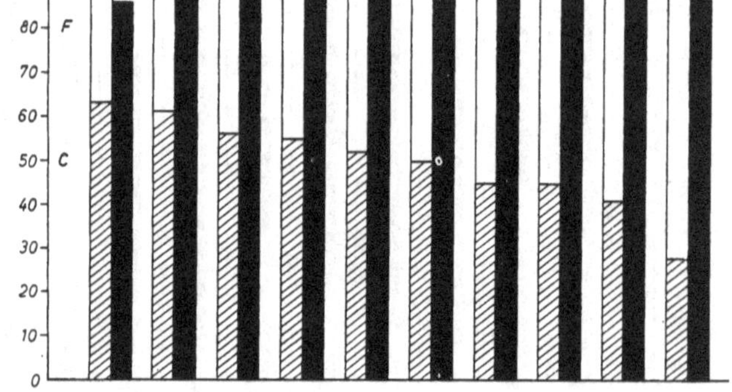

Diagramm 6. Amylolytischer Effekt des Gemisches von Karpfenpankreas- und Leberextrakt (C — schraffierter Säulenteil) mit dem Schlammröhrenwürmerextrakt (F — leerer Säulenteil). Das erste Säulchen stellt bildlich den Effekt der einzelnen Gemischbestandteile dar, deren Summe gleich 100 (%) ist. Das zweite — schwarze — Säulchen stellt den Effekt des Gemisches dar ausgedrückt in Prozent des ersten Säulchens.

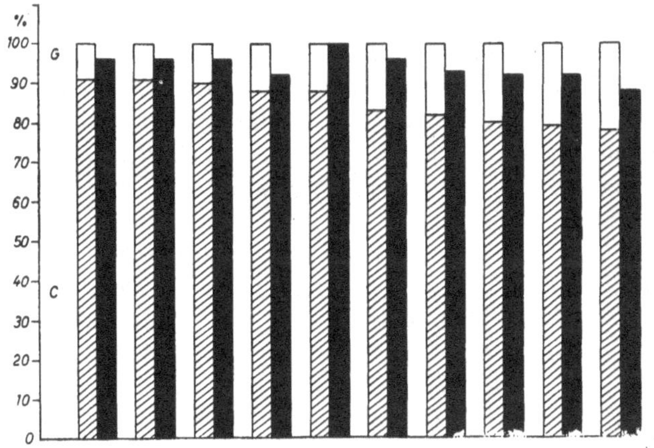

Diagramm 7. Amylolytischer Effekt des Gemisches von Karpfenpankreas- und Leberextrakt (C — schraffierter Säulenteil) mit dem Regenwürmerextrakt (G — leerer Säulenteil). Das erste Säulchen stellt bildlich den Effekt der einzelnen Gemischbestandteile dar, deren Summe gleich 100 (%) ist. Das zweite — schwarze — Säulchen stellt den Effekt des Gemisches dar ausgedrückt in Prozent des ersten Säulchens.

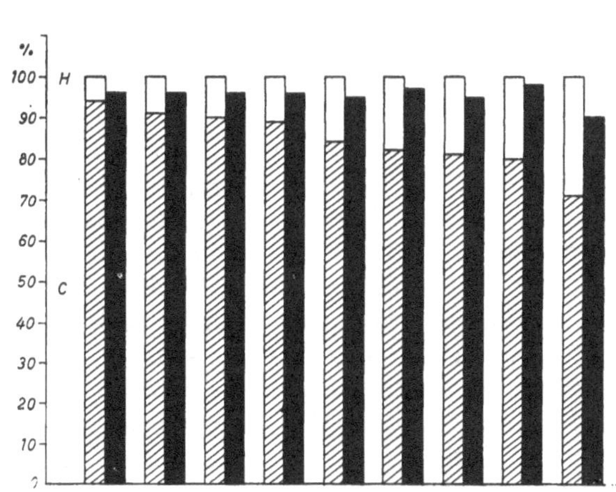

Diagramm 8. Amylolytischer Effekt des Gemisches von Karpfenpankreas- und Leberextrakt (C — schraffierter Säulenteil) mit dem Mückenlarven- und Puppenextrakt (H — leerer Säulenteil). Das erste Säulchen stellt bildlich den Effekt der einzelnen Gemischbestandteile dar, deren Summe gleich 100 (%) ist. Das zweite — schwarze — Säulchen stellt den Effekt des Gemisches dar ausgedrückt in Prozent des ersten Säulchens.

Diagramm 5 sieht man, daß in 2 Fällen der Verdauungseffekt niedriger als der des Pankreas- und Leberextraktes war, wogegen er in 7 übrigen höher ist. Es entsteht hier *ein optischer Eindruck,* als ob die Tiernahrungsamylasen sich in den meisten Fällen geltend machten, aber der aus der statistischen Auswertung resultierende Wert $t = 1{,}44$ zeigt klar, daß die Differenz der Mittelwerte nicht statistisch signifikant ist. Man muß also den soeben erwähnten Schluß als unbegründet ablehnen und ihn unter die Schlüsse einreihen, zu denen man durch bloße visuelle Schätzung gelangt.

Die weiteren Tiernahrungsextrakte zeigten sich im Gegenteil im Gemisch mit Karpfenpankreas- und Leberextrakt wirksam (Schlammröhrenwürmer: $t = 12{,}29$, Regenwürmer: $t = 4{,}78$, Mückenlarven: $t = 4{,}00$). Diese Versuche beweisen, daß *pankreatische Proteasen* – vor allem der Trypsin-Reihe – *die Wirkung der Tiernahrungsamylasen beim Karpfen herabzusetzen imstande sind* (siehe Kombination C + E). *Trotzdem aber können die Tiernahrungsamylasen wenigstens teilweise an der Stärkeverdauung, hauptsächlich wenn die Aktivität der Pankreasamylase zu niedrig ist, teilnehmen* (siehe z. B. die Kombination C + F).

Diese Tatsache ist in der Richtung bedeutend, daß sie auf einen neuen Mechanismus der Stärkeverdauung im Karpfendarmtrakte – *die Amylasenvertretbarkeit* (stets haben wir die Amylasen im weiteren Sinne im Auge – siehe die Einleitungsworte dieses Kapitels – d. h. insgesamt der Glucosidasen) aufmerksam macht. Dies ist aber nur in zwei Fällen möglich:

1. bei erniedrigter Karpfenamylasenbildung und -ausscheidung,
2. bei Verdünnung des Pankreassaftes unter bestimmte Konzentration – d. h. unter bestimmte Grenze seiner proteolytischen Wirkung.

Weil das Studium der Pankreassaftausscheidung außerhalb des Rahmens unserer Forschung liegt, widmen wir unsere Aufmerksamkeit dem zweiten Fall. Im Darminhalte entsteht die Pankreassaftverdünnung vor allem durch die Nahrung, d. h. zur Zeit, wo der Karpfen am meisten Futter nimmt. Zu dieser Zeit bekommt er auch die größten Mengen von der Pflanzennahrung, mag sie aus natürlichen Quellen oder aus Zufütterung herkommen. Und eben zu dieser Zeit, als der Teichwirtschaftler dem Karpfen überwiegend Kohlenhydratnahrung vorlegt, deren Ausnützung sich auch in der Karpfenfleischqualität erweist, ist es nötig, die hier erwähnten neuen Kenntnisse über die Stärkeverdauung in Betracht zu ziehen und *den Fischen genügenden Tiernahrungsnachschub zu gewähren. Es ist also nicht möglich, das Problem der Karpfenkohlenhydratnahrung selbständig, völlig abgesondert und mechanisch zu lösen, sondern nur in Beziehung zu allen biologischen Faktoren des Wassermilieus.*

Interessant sind auch die Ergebnisse der letzten Versuchsgruppe, in denen die Stärkeverdauungswirkung der Gemische von Karpfendarmschleimhautextrakt mit einzelnen Extrakten der Tiernahrungsbestandteile untersucht wurde. Die Ergebnisse sind von zweierlei Art:

1. In Diagrammen 9 und 11 sind die schwarzen Säulchen niedriger als die schraffierten Säulenteile. Das bedeutet, daß der Gesamtverdauungseffekt des Gemisches niedriger als die Wirkung des Karpfendarmschleimhautextraktes liegt. Die Unterschiede der Mittelwerte in beiden Diagrammen

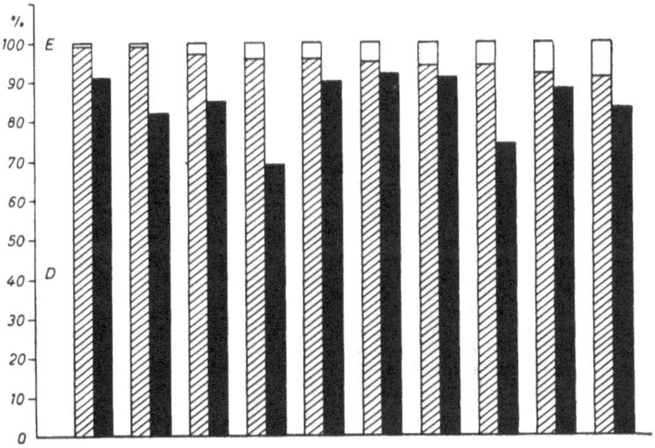

Diagramm 9. Amylolytischer Effekt des Gemisches von Karpfendarmschleimhautextrakt (D — schraffierter Säulenteil) mit dem Wasserflöheextrakt (E — leerer Säulenteil. Das erste Säulchen stellt bildlich den Effekt der einzelnen Gemischbestandteile dar, deren Summe gleich 100 (%) ist. Das zweite — schwarze — Säulchen stellt den Effekt des Gemisches dar ausgedrückt in Prozent des ersten Säulchens.

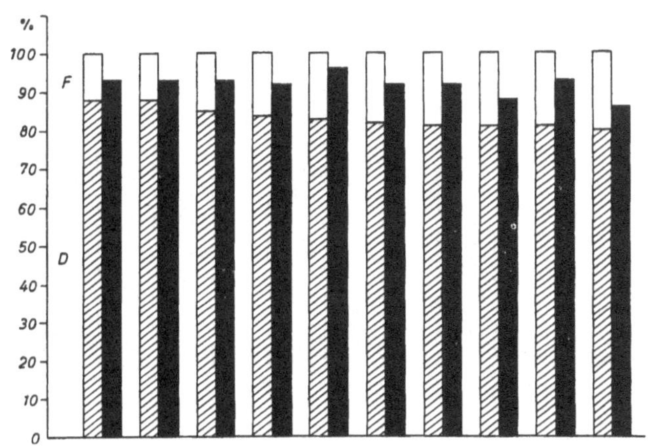

Diagramm 10. Amylolytischer Effekt des Gemisches von Karpfendarmschleimhautextrakt (D — schraffierter Säulenteil) mit dem Schlammröhrenwürmerextrakt (F — leerer Säulenteil). Das erste Säulchen stellt bildlich den Effekt der einzelnen Bestandteile dar, deren Summe gleich 100 (%) ist. Das zweite — schwarze — Säulchen stellt den Effekt des Gemisches dar ausgedrückt in Prozent des ersten Säulchens.

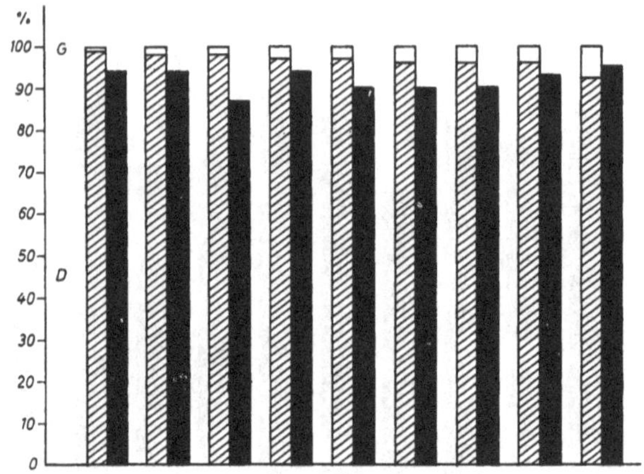

Diagramm 11. Amylolytischer Effekt des Gemisches von Karpfendarmschleimhautextrakt (D — schraffierter Säulenteil) mit dem Regenwürmerextrakt (G — leerer Säulenteil). Das erste Säulchen stellt bildlich den Effekt der einzelnen Bestandteile dar, deren Summe gleich 100 (%) ist. Das zweite — schwarze Säulchen stellt den Effekt des Gemisches dar ausgedrückt in Prozent des ersten Säulchens.

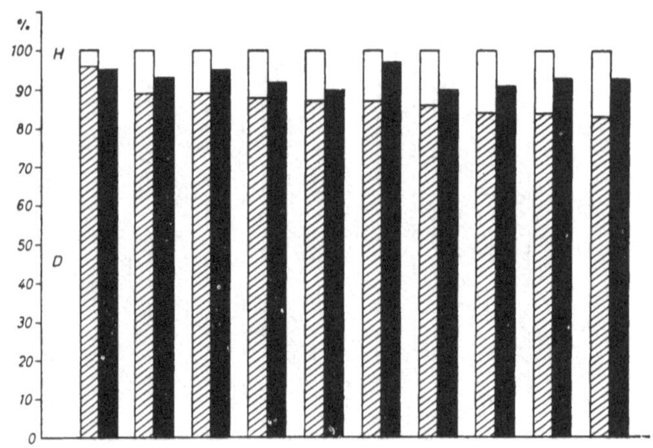

Diagramm 12. Amylolytischer Effekt des Gemisches von Karpfendarmschleimhautextrakt (D — schraffierter Säulenteil) mit dem Mückenlarven- und Puppenextrakt (H — leerer Säulenteil). Das erste Säulchen stellt bildlich den Effekt der einzelnen Bestandteile dar, deren Summe gleich 100 (%) ist. Das zweite — schwarze — Säulchen stellt den Effekt des Gemisches dar ausgedrückt in Prozent des ersten Säulchens.

sind statistisch signifikant: für D + E ist t = 4,32, und für D + G ist t = 2,82. Besonders wird darauf aufmerksam gemacht, daß der durchschnittliche Wirkungsmittelwert in beiden Fällen höher als 90% war: im Diagramm 9 waren es 95,3% und im Diagramm 11 97,2%.

2. In den Diagrammen 10 und 12 sind die schwarzen Säulchen höher als die schraffierten Säulenteile. Das bedeutet, daß der Stärkeverdauungseffekt des Gemisches höher (und zwar signifikant höher: für D + F: t = 6,35; für D + H: t = 4,23) als der des Karpfendarmschleimhautextraktes liegt. Die durchschnittliche Wirkung des Darmschleimhautextraktes ist niedriger als 90% (im Gemisch D + F: 83% und D + H: 87%).

Diese Ergebnisse bestätigen auf einer Seite unsere schon früher ausgesprochene Meinung, daß nämlich die Naturnahrungsamylasen sich nicht geltend machen können, wenn ihre Aktivität beträchtlich niedriger als die der endogenen Karpfenamylasen ist. Mit Rücksicht darauf, daß die absolute Verdauungswirkung der Stärke von den Karpfendarmschleimhautextrakten viel höher als die der Pankreas- und Leberextrakte ist, äußerte sich in Versuchen der letzten Gruppe die Wirkungserniedrigung weit deutlicher und *sogar mit beweiskräftiger Erniedrigung der eigenen Verdauungswirkung des Darmschleimhautextraktes.* Diese neue Kenntnis über den Verdauungsmechanismus läßt sich durch die Wirkung der Tiernahrungsproteasen (vor allem Proteinasen) erklären, die das Apoenzym der Amylasen angreifen oder durch die Anhäufung der Verdauungsspaltprodukte, von denen bekannt ist, daß sie die Verdauungsintensität hemmen.

Die Ergebnisse zeigen auch, daß die Tiernahrungsamylasen, soweit die Wirkung der endogenen Amylase eine bestimmte Intensität nicht erreicht hat, auch an der Stärkeverdauung im Karpfendarme bei der pH 8,1 entsprechenden Wasserstoffionenkonzentration teilnehmen können. Damit wird auch bewiesen, daß der amylolytische Effekt der Tiernahrung sich auch in den distalen Darmteilen äußern kann.

IV. Zusammenfassung

1. Es wurde die Stärkeverdauung bis auf Glukose durch Karpfendarmextrakt (B), Pankreas- und Leberextrakte (C) sowie auch Darmschleimhautextrakte (D) verfolgt, zu denen die Extrakte der Hauptbestandteile der Tiernahrung des Karpfens, d. h. aus den Körpern von Wasserflöhen (E), Schlammröhrenwürmern (F), Regenwürmern (G) und Mückenlarven und -puppen (H) beigefügt wurden.
2. Alle Versuche wurden in vitro durchgeführt, und der Stärkeverdauungseffekt wurde nach der Methode KJEHLDAHL-BERTRAND in mg Cu, das durch die abgespaltenen Monosaccharide ausreduziert wurde, ausgedrückt.
3. Es wurde festgestellt, daß die Tiernahrungsamylasen im Gemisch mit den endogenen Karpfenamylasen sich nur dann geltend machen können, wenn die Wirkung der endogenen Karpfenamylasen erniedrigt ist.

4. In dieser Lage kann sich der Effekt der exogenen Amylasen beim Karpfen auch im Beisein der pankreatischen Proteasen äußern.
5. Vollkommene Verzehrung der Stärke, d. h. die grundlegende Voraussetzung ihrer Ausnützung, läßt sich nur durch genügenden Naturnahrungsnachschub gewährleisten, d. h. in ausgeglichenen biologischen Verhältnissen im Wassermilieu.
6. Bei außerordentlich hoher endogener Amylasenwirkung im Karpfendarm tritt durch die Tiernahrung eine signfikante Erniedrigung der eigenen endogenen Karpfenamylasenintensität ein.
7. Alle erwähnten Beziehungen sind in Tabelle 2 statistisch ausgewertet.

V. Literaturverzeichnis

[1] BABKIN, B. P. a. BOWIE, D. J., 1938: The digestive system and its function in Fundulus heteroclitus. Biol. Bull. 54.

[2] BABKIN, B. P., CHAISON, A. F. a. FRIEDMANN, N. H. P., 1935: Factors determining the course of gastric secretion in Elasmobranchs. J. biol. Board. Canada 1.

[3] BAMANN, E. und MYRBÄCK, K., 1941: Die Methoden der Fermentforschung I.—X. Leipzig.

[4] BAYLISS, L. E., 1931: Digestion in the Plaice (Pleuronectes platessa). J. Marine biol. Ass. (Plymouth) 20.

[5] BEAUVALET, H., 1933: Physiologie de l'hepatopancreas chez quelques Téléostéens. C. r. Soc Biol. Paris, 113, 242.

[6] BEAUVALET, H., 1933: Etude de la digestion chez les poissons sans estomac. C. r. Soc. Biol. Paris, 112, 640.

[7] BERSIN, TH., 1954: Kurzes Lehrbuch der Enzymologie. Leipzig.

[8] BODROWA, A. W. i KRAJUCHIN, B. W., 1952: K metodike primenija chronitscheskich fistul na pischtschewaritelnom trakte ryb. Fiziol. zschurnal SSSR 28, 5.

[9] BONDI, A. a. SPANDORF, A., 1954: The action of the digestive enzymes of the carp. British Journal of Nutrition, 8,3, 240.

[10] BUKINA, W. H., 1953: Biochimija ryb. Sbornik statej. Moskwa.

[11] BUREŠ, F., 1953: Einfluß der einseitigen Fütterung auf die Vermehrung von Lebistes reticulatus (tschechisch mit russ. Zusammenfass.). Sborník Vys. školy veterinární, Brno, 20, 6, 1—20.

[12] DYK, V., 1956: Naše ryby (Unsere Fische). Praha.

[13] GOLOWINSKAJA, K. A., 1954: Opyt kormlenija kapra. Trudy Wscheross. n. i. in-ta prud. ryb. ch-wa 7, 58—69.

[14] GRUB, A. V. i KRASJUKOWA, S. W., 1949: Pischtschewaritelnyj kanal karpowych ryb. Utschonyje sapiski LGU, ser. biolog. 21.

[15] HERWERDEN, M., 1908: Zur Magenverdauung der Fische. Z. physiol. Chem. 56.

[16] HERWERDEN, M. u. RINGER, W. E., 1911: Die Azidität des Magensaftes von Scyllium stellare. Z. physiol. Chem. 75.

[17] HOFER, B., 1898: Die Bedeutung der Planktonstudien für die Fischerei in Seen. Allg. Fischereizeitung 21.

[18] HOMBURGER, L., 1877: Zur Verdauung der Fische. Zentralbl. med. Wiss. 31.

[19] ISHIDA, J., 1935: The stomach of Mugil cephalus and its digestive enzymes. Annot. zool. Jap. 15.

[20] ISHIDA, J., 1935: Distribution of the digestive enzymes in the digestive system of stomachless fishes. Annot. zool. Jap. 15.

[21] INKIFOROW, J. D., 1953: Kormowoj koefficient kapra, plotwy, uklei i krasnoperki. Izd. Wsches. i. n. in-tu oz. i. retsch. ryb. ch-wa 33, 155—165.

[22] JANČAŘÍK, A., 1949: Contribution to the physiology of the digestion in the carp: digestion of proteins. Acta univ. agric. et silvic. Brno, D 41, 1—60 (tschech. mit engl. u. russ. Zusammenf.).

[23] JANČAŘÍK, A., 1956: Über die Verdauung des Karpfens. Arch. f. Tierernährung 6, 129—138. 129—138.

[24] KARPEWITSCH, A. F., 1936: Ob izmenenii reakcie pischtschewaritelnych sokow wo wremja pischtschewarenija u morskich ryb. Zool. zschur. SSSR 21.

[25] KARPEWITSCH, A. F., 1940: Potreblenie i oswojenie korma rybami. Rybnoe chozjajstwo 2.

[26] KARSINKIN, G. S., 1932: K izutscheniu fiziologie pischtschewarenija ryb. Trudy limnolog. stancii v Kosine, 15.

[27] KARSINKIN, G. S., 1935: Izutschenie fiziologii pitanija segoletkow zerkanowo kapra. Trudy limnolog. stancii v Kosine 19.

[28] KARSINKIN, O. S., 1935: Prodolzschitelnost prochozschdenija pischtschi i osvojenie jejo malkami Esox lucius L. Trudy limnolog. stancii v Kosine, 20.

[29] KNAUTHE, K., 1898: Untersuchungen über Verdauung und Stoffwechsel der Fische. Z. f. Fischerei 6.

[30] KOSCHTOJANZ, CH. S., 1951: Osnowy srawnitelnoj fiziologii, Moskwa-Leningrad.

[31] KRUKENBERG, C. W. F., 1877: Versuche zur vergleichenden Physiologie der Verdauung mit besonderer Berücksichtigung der Verhältnisse bei den Fischen. Heidelberg.

[32] KRUKENBERG, C. W. F., 1882: Zur Verdauung bei den Fischen. Unters. Physiol. Inst. Heidelberg, 2.

[33] MALTAZAN, M. von, 1935: Zur Ernährungsbiologie und Physiologie des Karpfens. Zool. H. Abt. Physiol. 55.

[34] MANN, H., 1935: Vergleichende Untersuchungen über die Verdauung einiger Süßwasserfische. SB. Ges. Naturf. Fr. Berlin.

[35] METT, S. H., 1894: Zur Innervation der Bauchspeicheldrüse. Arch. f. Anat. und Physiol

[36] METT, S. H., 1896: K innerwazii podzscheludetschnoj zschelesy. Dissertacija.

[37] MECHANIK, F. J., 1953: K fiziologii pischtschewarenija beszscheludetschnich ryb. Trudy Barabinsk. otd. Wschess. N. N. inst. os. i retsch. ryb. 6, 2, 17—29.

[38] PEGEL, W. A., 1940: Nekotorye dannye o wlijanii kolitschestwa i katschestwa pischtschi na pischtschewarenie ryb. Trudy Tomsk. biol. inst. 7.

[39] PEGEL, W. A., 1946: K woprossu o fiziologii pitanija ryb. Trudy Tomsk. gos. univers. 47

[40] PEGEL, W. A., 1947: K fiziologii pitanija ryb. Doklady AN SSSR, Nowaja serija 56, 7.

[41] PEGEL, W. A., 1950: Fiziologija pischtschewarenija ryb. Tomsk.

[42] PEGEL, W. A. i POPOW, F. G., 1937: Wlijanie temperatury na pischtschewarenie cholodnokrownych poswonotschnych zschiwotnych. Trudy Tomsk. biol. Inst. 6.

[43] POLIMANTI, O., 1912: Untersuchungen über die Topographie der Enzyme im Magen-Darmrohr einiger Fische. Bioch. Z. 38.

[44] PUTSCHKOW, N. W., 1954: Fiziologija ryb. Moskwa.

[45] RAUTHER, M., 1940: Echte Fische. Teil I.: Anatomie, Physiologie und Entwicklungsgeschichte. G. H. BRONNS: Klassen und Ordnungen des Tierreichs.

[46] RICHET, CH., 1882: De quelques faits relatifs à la digestion chez les poissons. Arch. Physiol. norm. et Pathol. 2, 10.

[47] SCHEUNERT, A. u. KRZYWANEK, F. W., 1926: Die Verdauung der Kaltblüter. C. OPPENHEIMER: Handb. d. Biochemie V, 210—270.

[48] SCHLOTTKE, E., 1937: Untersuchungen über die Verdauungsfermente der Insekten I—III. Ztschr. f. vergl. Physiologie 24.

[49] SCHLOTTKE, E., 1939: Untersuchungen über die Verdauungsfermente der Quappe (Lota vulgaris). Ztschr. f. vergl. Physiol. 37.

[50] SCHLOTTKE, E., 1940: Untersuchungen über die Verdauungsfermente der Regenbogenforelle, Trutta iridea. Ztschr. f. Fischerei 38.

[51] SCHLOTTKE, E., 1940: Untersuchungen über die Verdauungsfermente des Flußbarsches (Perca fluviatilis). Ztschr. f. Fischerei 38.

[52] SELLIER, J., 1899: Recherches sur la digestion des poissons. Trav. Stat. zool. Arcachon 4.

[53] STIRLING, W., 1884: On the ferments or enzymes of the digestive tract of fishes. J. Anat Physiol. London 12.

[54] SULIMA, A. F., 1919: K pischtschewareniu u ryb. Russ. fiziol. zschurnal 2.

[55] SULLIVAN, M. X., 1905: The physiology of digestive tract of Elasmobranchs. Amer. J. Physiol. 15.

[56] ŠUSTA, J., 1880: Die Ernährung des Karpfens und seiner Teichgenossen. Stettin.

[57] VOGEL, G., 1953: Quantitative Angaben zur intestinalen Glukoseresorption des Kaltblüters unter verschiedenen Bedingungen. PFLÜGERS Arch. 256, 457—469.

[58] VONK, H. J., 1927: Die Verdauung bei den Fischen. Zeitschr. f. vergl. Physiol. 5.

[59] WILLIAMS, R. T., 1952: The biochemistry of fish. Bioch. Soc. Symposia 6, 205.

[60] WUNDER, W., 1936: Physiologie der Süßwasserfische Mitteleuropas. Stuttgart.

[61] WUNDER, W., 1943—1944: Die Nahrung des Karpfens. Fischerei-Zeitung 46: 204—206. 221—223, 229—232; 47: 22—30, 89—91, 115—117, 140—142.

[62] WUNDER, W., 1954: Wie kann man die Erträge aus Karpfenteichen steigern. Allg. Fischerei-Ztg. 79 (6) 106—108.

[63] WUNDSCH, W., 1931: Nahrung, Verdauung und Stoffwechsel der Fische. In E. MANGOLD: Handbuch des Stoffwechsels u. d. Ernährung d. landwirtschaftlichen Nutztiere III, 564—659.

[64] YUNG, E. J., 1899: La digestion gastrique chez les poissons. Rev. Scient.

[65] YUNG, E. J., 1899: Recherches sur la digestion des poissons. Arch. Zool. exp. gén. 3, 7.

[66] YUNG, E. J. et FUHRMANN, O., 1900: Recherches sur la digestion des poissons. Arch. Zool. exp. gén. 3, 8.

[67] YUNG, E. J., 1914: La digestion chez les poissons sans estomac. Arch. Sci. phys. nat. Genève, 38.

[68] ZUNTZ, N. und CRONHEIM, W., 1911: Die Bedeutung der Naturnahrung für Ernährung der Teichfische. Festschr. f. Emil Uhlee, Neudamm.

Eingegangen am 21. 3. 1957

Gesellschaft für Ernährungsphysiologie der Haustiere

8. Tagung in Gießen am 29. und 30. April 1957

Vorsitz: LENKEIT-Göttingen und WÖHLBIER-Hohenheim

BRÜGGEMANN-München

Nachruf

für das verstorbene Ehrenmitglied der Gesellschaft für Ernährungsphysiologie der Haustiere, den bedeutenden Ernährungs- und Vitaminforscher Professor Dr. phil., Dr. med. vet., Dr. med. vet. h. c. (Gießen), Dr. agr. h. c. (Gießen), Dr. agr. h. c. (Berlin)

Carl Arthur Scheunert

Präsident des Instituts für Ernährungswissenschaft und Vitaminforschung und Vitaminprüfung in Rehbrücke.

Herr Brüggemann sprach als Schüler und Freund. Er schilderte den wissenschaftlichen Werdegang des Verewigten und würdigte seine hohen Verdienste für die Verbesserung der Ernährung von Mensch und Tier.

1. WÖHLBIER-Hohenheim

Über Spurenelemente

Mineralstoffe werden in größeren Mengen oder in Spuren vom Tier benötigt. Man unterscheidet deshalb Mengen- und Spurenelemente. Die Bezeichnung Mikro- oder Makronährstoffe halte ich für nicht glücklich. Untersuchungen über Spurenelemente werden von uns nie auf einzelne Elemente beschränkt, sondern es werden immer gleichzeitig etwa 25 Mineralstoffe, ferner die Nährstoffe nach dem Weender Verfahren und eventuell Vitamine sowie weitere Stoffe analytisch bestimmt, da die verschiedensten Wechselwirkungen auftreten können.

Unsere Untersuchungen an Wirtschaftsfuttermitteln haben gezeigt, daß der Mineralstoffgehalt (sowohl Mengen- wie Spurenelemente) sehr großen Schwankungen unterliegen kann. Es spielen folgende Faktoren eine wesentliche Rolle: Bodenart, Werbungsmethoden, Alter der Pflanzen, Zusammensetzung der Gras- und Heuarten an verschiedenen Pflanzen. Verschiedene Pflanzen können ganz unterschiedlich zusammengesetzt sein, selbst wenn sie unmittelbar nebeneinander wachsen.

Die Handelsfuttermittel haben im allgemeinen einen wesentlich höheren Spurenelementgehalt als die Wirtschaftsfuttermittel. Unsere Organuntersuchungen ergaben bisher kein eindeutiges Bild über den normalen Gehalt an Spurenelementen. Ebenso lassen sich aus unseren Mineralstoffwechsel-Bilanzen noch keine eindeutigen Angaben über die Bedarfshöhe der Tiere machen.

Untersuchungen über den Zinkstoffwechsel zeigen deutlich, daß ein Zinkmangel bei Schweinen nicht vorliegt. Die Parakeratose dürfte also nicht prophylaktisch durch Zinkbeifütterung zu bekämpfen sein, was nicht ausschließt, daß therapeutisch gute Wirkungen mit Zinkpräparaten erzielt werden.

2. KIRCHGESSNER-Hohenheim

Der Mengen- und Spurenelementgehalt von Rinderblut ante und post partum

Der Gehalt des Blutes an den Mengenelementen Si, K, Na, Cl, S, Ca, P, Mg und den Spurenelementen Fe, Mn, Al, Zn, Cu, Ni, Co, F, J und Pb wurde bei 10 Rindern 1–2 Tage post partum und im Vergeich dazu bei 17 Rindern ante und post partum (ab dem 10. Tag) untersucht. Dabei ergab sich nur bei wenigen Elementen ein gesicherter Unterschied. Bei Betrachtung der Blutproben einzelner Tiere konnten dagegen bei guten Leistungskühen 1–2 Tage post partum im Blut eine Abnahme des Gehaltes an den Mengenelementen P, Ca, Si und S festgestellt werden. 10 Tage nach der Geburt war jedoch der Gehalt des Blutes wieder wie ante partum. Im Gegensatz dazu war der Gehalt an den Spurenelementen Fe, Al, Cu, Ni und Co am Ende der Gravidität erhöht, um dann nach der Geburt abzufallen. Anhand einer Gegenüberstellung der Mengen- und Spurenelementgehalte im Blutserum und der Colostralmilch, sowie der bei den einzelnen Tieren mit der Colostralmilch insgesamt ausgeschiedenen Mengen an den verschiedenen Elementen wurden die Ursachen dieser Veränderungen diskutiert. Des weiteren wurden an einigen Beispielen die Anforderungen an das Regulationsvermögen während der Colostralmilchperiode als auch während der Laktation aufgezeigt. Das Vorliegen eines antagonistischen Verhaltens im Blut von den Elementen Na zu K, F zu Mo, Mg zu J und Cl zu Cu, sowie des synergistischen Verhaltens von Fe zu Mg, zu S bzw. zu K, sowie von Co zu Zn und Mo zu P wurde auf Grund der berechneten Regressionen, Bestimmheitsmasse und Korrelationskoeffizienten besprochen. Am Beispiel der Veränderung des Mengen- und Spurenelementgehaltes des Blutes bei an Gebärparese erkrankten Tieren (erniedrigter Gehalt an Ca, P, Mg; erhöhter an Mo und S) wurde zum Abschluß demonstriert, daß man jedoch nur unter Zuhilfenahme von Futter- und Tierversuchen Aufschlüsse über die Ursachen von Krankheiten ziehen kann.

3. SCHOLE-München

Zur Frage der Wirkungsweise wachstumswirksamer Verbindungen

Zahlreiche wachstumswirksame Verbindungen, insbesondere anabole Sexualhormone, einige fettlösliche Vitamine, die Tetracykline und das Penicillin, verhalten sich zur Nebennierenrindenfunktion antagonistisch. Jetzt konnte auch eine antithyreoidale Wirkung für die genannten Verbindungen sichergestellt werden, und zwar mit Hilfe der Kaulquappenmetamorphose. Als antithyreoidal wirksam erwies sich außerdem das T-Vitamin von Götsch und die oberflächenaktive Substanz Hostapal (Hoechst).

Die Untersuchungen der Frage, wie der gemeinsame Antagonismus gegen beide katabolen Hormongruppen biochemisch zu erklären ist, führte zu folgendem Ergebnis:

Die anabolen Substanzen reagieren in vivo mit Protein- und Nicht-Protein-SH-Gruppen. Diese Reaktion erfolgt fast ausschließlich in den Mitochondrien und Mikrosomen. Für diese Reaktion sind phenolische bzw. enolische Hydroxylgruppen oder die Alkoholgruppen der zur Diskussion stehenden Verbindungen verantwortlich zu machen, die in vivo als Red-Oxsysteme auftreten können. Das Penicillin vermag in vivo ein ähnliches System zu liefern.

Andererseits wurde durch Grundumsatzmessungen bei der Ratte nachgewiesen, daß die Red-Oxsysteme Glutathion und Ascorbinsäure für die Cortisonwirkung und diese Red-Oxsysteme + Cortison für die Entfaltung der Thyroxinwirkung auf den Grundumsatz unentbehrlich sind. Nach diesen Ergebnissen läßt sich der oben erörterte Antagonismus durch folgendes Schema zum Ausdruck bringen:

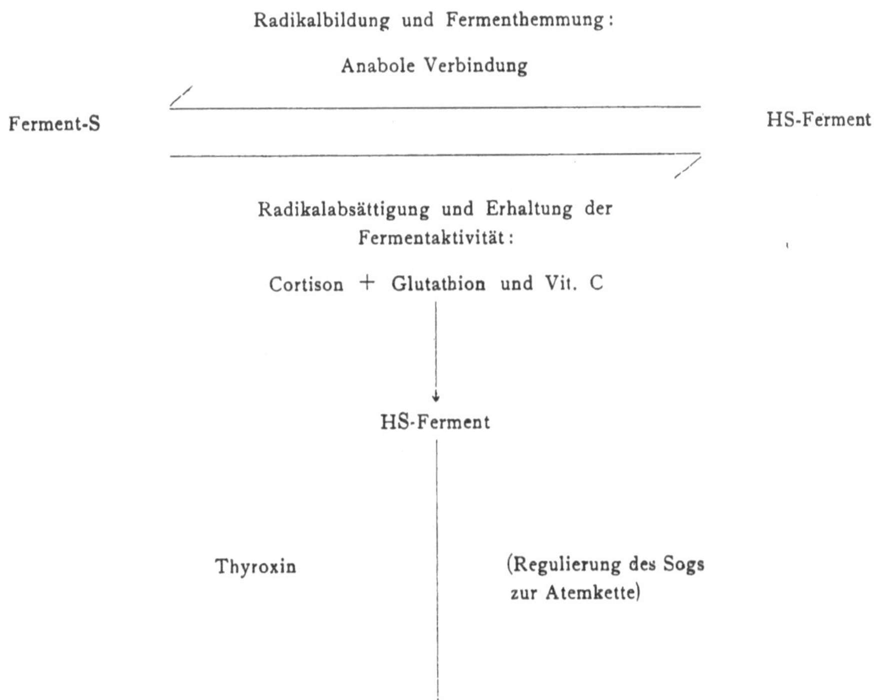

Danach vermindern die wachstumswirksamen Verbindungen den Sog des Stoffumsatzes in Richtung Atemkette, verstärken dadurch aber automatisch den

„Sog“ zum Zellkern und zum Fettsäurecyklus, was einer Verschiebung des stationären Stoffwechselzustandes in Richtung Synthese gleichkommt.

4. SCHÖNHERR-Jena

Beitrag zum nutritiven Wirkungsmechanismus von Antibioticis beim Hund

Eine Beeinflussung bzw. Steuerung der Darmflora durch Antibioticabeifütterung an Tiere ist theoretisch in dreifacher Hinsicht möglich:

1. Erhöhte Synthese von wichtigen oder anregenden Wachstumsfaktoren durch Bakterien im Darmkanal;
2. Hemmung von Bakterien im Darm, die mit dem Organismus in Bezug auf wichtige Nährstoffe konkurrieren;
3. Hemmung von Keimen, die subklinische Infektionen auslösen, d. h. Unterdrückung von Mikroorganismen, die toxische Reaktionen hervorrufen und daher das Wachstum des Tieres verzögern.

Keine dieser Hypothesen konnte bisher durch experimentelle Untersuchungen bewiesen werden.

Die Hauptmängel der bisher durchgeführten bakteriologischen Versuche bestanden in

a) der überwiegend nur quantitativen, aber nicht qualitativen Erfassung der Darmflora bei normal und mit Antibiotica gefütterten Tieren;
b) der Verwendung sogenannter Elektivnährböden, die zur Isolierung nur bestimmter Keimgruppen oder -arten dienen sollten, ohne daß eine sichere Gewähr ihrer fehlerfreien Arbeitsweise bestand.

In eigenen Untersuchungen wurde daher die Caecal-, Colon- und Faecesflora von normal ernährten und mit Aureomycin und Terramycin (25 mg pro Tier und Tag) supplementierten Bastardwelpen durch Differenzierung von 1377 aus 8 Tieren isolierten Bakterienstämmen mit Hilfe modernster Methoden erfaßt. Die supplementierten Welpen besaßen dabei gegenüber ihren gleichaltrigen Wurfgeschwistern ein Mehrgewicht von 18%. Es wurden 27 Keimarten festgestellt, von denen 16 als obligat vorhandene, 11 als fakultativ auftretende anzusehen waren. Die prozentuale Beteiligung der einzelnen Arten an der Darmflora wurde registriert. Im Kochschen Plattenverfahren mit Krautagar ermittelte Keimzahlen lagen bei den Aeroben zwischen 10^8 und 10^{10}, bei den Anaerobiern zwischen 10^6 und 10^7 pro g Untersuchungsmaterial. Die im *Waksman*-Schema verankerten Wirkungsspektren von Aureomycin und Terramycin waren unter Fütterungsbedingungen nicht erkennbar Eine führende oder alleinige Beteiligung der Darmflora am antibiotischen Fütterungseffekt wird daher bestritten. Die in allen Versuchen auftretende Senkung der Clostridienzahlen bei Antibioticazugabe bestärkt die Annahme, daß eine Mitwirkung der Darmbakterien am Fütterungseffekt lediglich durch Verminderung der von Anaerobiern stammenden Toxine erfolgt.

Erythrozytenzahl, Leukozytenzahl, Thrombozytenzahl, das Differentialblutbild der Leukozyten, die Senkungsgeschwindigkeit des Blutes, das spezifische Gewicht, die osmotische Resistenz und der Hämoglobingehalt des Blutes waren bei Versuchs- und Kontrolltieren ohne wesentliche Differenzen.

Ebenso bestanden bezüglich der pH-Werte in den Faeces, im Caecum- und im Coloninhalt normal gefütterter und supplementierter Hunde keine Unterschiede.

Mit Hilfe einfacher mikroskopischer Verfahren war eine bessere Futterausnutzung des Darminhaltes und Kotes bei den supplementierten Tieren nachweisbar.

5. HILL-Hannover

Über die Speicherung von Vitamin E in Fett und seine Beziehung zum Vitamin-A-Gehalt der Leber beim Schwein

1. Es wurden in der 1. Versuchsreihe bei 18 Schlachtschweinen mit einem Durchschnittsgewicht von rund 110 kg und verschiedener, im einzelnen nicht bekannter Herkunft, Fütterung und Haltung der Vitamin A-Gehalt der Leber nach CARR-PRICE, sowie die im Flomen und Speck vorhandenen Mengen an Vit. A im Prinzip nach Emmerie & Engel, modifiziert nach Hoffmann-La Roche bestimmt.
   Ergebnisse: Trotz der verschiedenen Herkunft und vermutlich unterschiedlichen Ernährung ist mit dem höheren Vit. A-Gehalt der Leber (5320 bis 9408 IE/100 g) auch ein höherer Vitamin-E-Gehalt in Flomen und Speck nachweisbar (3,0–3,76 bzw. 3,1–4,0 mg/100 g), während die niedrigeren A-Werte (1470–3920 IE) von einem entsprechend niedrigen E-Gehalt in Flomen und Speck begleitet sind (1,23–2,8 bzw. 1,2–3,1 mg/100 g).
2. In der zweiten Versuchsserie wurden von 9 Tieren eines Wurfes von annähernd gleichem Gewicht, verschiedenen Geschlechts und gleicher Fütterung (Kartoffeln, Schrot, Magermilch, Mineralsalzgemisch) 6 Tiere (3 männlich, 3 weiblich) zusätzlich mit täglich 30 mg über 20 Tage (Nr. 53) bzw. 60 mg Vitamin E (Nr. 56, 55, 52, 54, 57) durch i. m. Injektion über 14 Tage bis zur Schlachtung behandelt. Die 3 übrigen Tiere (Nr. 50, 51, 58) dienten als Kontrollen. Nach der Schlachtung wurde bei allen Tieren der Vit. A-Gehalt der Leber (Lobus sinister medialis oder homogenisiertes Lebergewebe) sowie der E-Gehalt von Flomen und Speck in derselben Weise bestimmt. Bei gleicher Herkunft, Haltung und Fütterung sowie bei gleichem Alter und Lebendgewicht zur Zeit der Schlachtung liegt der Vitamin-E-Gehalt in Flomen und Speck der zusätzlich mit Vitamin E versehenen Tiere signifikant über dem der Kontrollen. So ist im Mittel von 6 Versuchstieren ein E-Wert (in mg/100 g) von 3,14 $\pm$ 0,75 im Flomen bzw. von 3,69 $\pm$ 0,73 im Speck zu erreichen gegenüber einem Vitamin-E-Gehalt von 1,6 $\pm$ 0,31 bzw. 1,82 $\pm$ 0,10 bei den Kontrollen.

   Betrachtet man das Verhalten von Vitamin A in der Leber, so geht aus den Untersuchungen eine signifikante Erhöhung unter Einfluß von Vitamin E hervor. Im Durchschnitt ergab sich bei den Versuchstieren über die doppelte A-Menge in der Leber (2850 $\pm$ 380) gegenüber den beiden Kontrollen (1350 $\pm$ 100 IE/100 mg).

6. LENKEIT-Göttingen

Beitrag zur Vitamin-A-Gesamtspeicherung auch außerhalb der Leber und zur Vitamin-A-Versorgung

In Stoffwechselversuchen an Sauen während der Tragezeit und der Laktation wurden nach der Zufuhr einer an Carotin und an Vitamin-A-armen Ration in der Versuchszeit (172 Tage) in den 60 Laktationstagen mit der Milch insgesamt 2–3mal mehr an Vitamin A ausgeschieden, als in der Zeit des Versuches (Tragezeit plus Laktation) aufgenommen waren. Folgende Übersicht bringt dieses zum Ausdruck.

		Aufgenommen	Ausgeschieden
		i. 112 Tg. Tragezeit und 60 Laktationstagen	m. d. Milch in 60 Laktationstagen
Sau Rap. II	insgesamt	810.000 IE. Vit. A	1.930.000 IE. Vit. A
Sau Rotk. I		1.120.000 IE. Vit. A	2.510.000 IE. Vit. A

Bis zum Beginn des Versuches hatten die Versuchstiere jedoch längere Zeit Grünfutter erhalten. In der Leber wurden nach langer Grünfutterzufuhr nach Versuchsbeendigung jedoch nur höchstens der 4.–5. Teil der in der Milch ausgeschiedenen Vitamin-A-Menge gefunden. Entweder geht die Vitamin-A-Depotbildung wesentlich über die Leber hinaus, oder es müßten ganz besondere Stoffwechselverhältnisse vorliegen.

Auch die Jahresuntersuchungen über Fütterung und Milchqualität ergaben ähnliche Resultate. Wenn den Kühen durch eine längere Grünfutterperiode (mindestens 6 Monate) die Möglichkeit zur maximalen Depotbildung mit Vitamin A gegeben wird, können sie auch die übrige Zeit ungenügender Carotinzufuhr gut überstehen; es braucht in dieser Zeit nicht einmal ein merklicher Abfall des Vitamin-A-Gehaltes der Milch einzutreten.

7. BRUNE-Göttingen

Ein Beitrag zur biologischen Variabilität des rachitischen Knochenwachstums

Bei jungen Ratten, 30–35 g, läßt sich nach besonderer Zuchtvorbereitung mit zeitbegrenzter Futterrestriktion analog zum prophylaktischen Vitamin D-Test ein röntgenographisch auswertbares intravitales Bild der Knochenentwicklung in der Tibia darstellen, wenn z. B. Mc Collum-Kost Nr. 3143 mit konstantem Calciumgehalt im Phosphorgehalt variiert wird. Die röntgenographisch erfaßbaren Knochenveränderungen der Tibia stimmen im Prinzip mit dem histologischen Bild überein.

Bei dem durch alimentäre Phosphorgaben graduiert stimulierten Knochen bestehen zwischen der Röntgenprojektionsfläche vom distalen Epiphysenknorpel der Tibia in Pronations- und Supinationstellung und der Körpergewichtsentwicklung sowie dem Längenwachstum von Tibia und Femur signifikante Korrelationen. Gemessen an diesen Kriterien steht der Stimulation der Gewichtsentwicklung in einer Reihe mit enger werdendem Ca : P-Verhältnis

(Ca : P 5,3 : 1 → 2,0 : 1) ein wachstumsretardierender Effekt in der prophylaktischen Vitamin D-Testreihe (Ca : P konstant) bei gleichwertigen Veränderungen der Epiphysenknorpelfuge der Tibia gegenüber.

Systematische Untersuchungen, auch in Kombination mit Vitamin D-Gaben, geben eine einfache Testmöglichkeit für das Stoffwechselgeschehen weitrahmig umfassender biologischer Wirkungsgrößen von Calciumsalzen und deren Kombination mit Calciumphosphaten, wie sie in Mineralstoffmischungen vorliegen.

8. GÜNTHER-Göttingen

Zur Frage der biologischen Beurteilung von verschiedenen Mineralstoffverbindungen

Mit Hilfe einer biologischen Methode, die es ermöglicht, an jungen Ratten mit einer spezifischen Diätform (weites Ca : P-Verhältnis, jedoch stets konstante Ca-Komponente) die Ansprechbarkeit für Wachstum und gewisse Knochenveränderungen im Bereiche der Tibia zu untersuchen, werden die Ca-Salze einiger organischer Säuren (z. B. Calciumlactat und Calciumacetochlorid) geprüft. Der mineralstoffwechselbeeinflussende Effekt dieser Anionen kann dadurch eine Wirkungsdifferenzierung erfahren, daß das Wachstum von Körper und Knochen, die Veränderung der Epiphysenknorpelprojektionsfläche sowie gewisse strukturell-morphologische Knochendifferenzierungen nicht parallel verlaufen mit der Wirkung des Phosphorwertes oder der Vitamin D-Wirkung. Die physiologischen Wirkungen der genannten organischen Ca-Salze werden im einzelnen diskutiert.

Calciumlactat und Calciumacetochlorid hemmen bei molekularer Substitution des Calciumcarbonats das Körperwachstum, wobei zusätzliche kleine Vitamin D-Dosen diesen Effekt noch verstärken, während größere Vitamin D-Dosen im Vergleich zu den kleineren geringgradig fördernd wirksam sind. Die distale Epiphysenknorpelprojektionsfläche wird durch genannte Anionen in der Konzentrationsfolge zunehmend verkleinert, wie es in der Vitamin D-Reihe allgemein gegeben ist. Diese antirachitische Anionenwirkung addiert sich nicht mit der zusätzlicher Vitamin D-Dosen. Hierbei tritt vielmehr ein multiplikativer Effekt auf. Das röntgenographische Bild der Tibiamorphologie zeigt mit steigender Salzkonzentration eine zunehmende Schattendichte, eine leichte Zunahme der Konturenschärfe sowie eine Verbreiterung der sekundären Spongiosa und der Corticalis. Bei zusätzlicher Vitamin-D-Gabe nimmt diese Entwicklung gradmäßig noch zu unter stärkerem Hervortreten der Strukturzeichnung. Die Tibialänge erfährt mit steigender Salzkonzentration keine signifikante Abnahme. Der durch genannte Salze einiger organischer Säuren erzielte Vitamin D-Spareffekt unterscheidet sich von der Phosphorwirkung wesentlich, so daß ein Wirkungsmechanismus im Sinne einer Verbesserung des Phytinabbaues oder der Phosphorresorption entfällt.

Die biologische Wirkung der verschiedenen Calciumsalze und die Kombination dieser Salze untereinander und mit Vitamin D ist für die Zusammenstellung optimaler Mineralstoffmischungen von Bedeutung. Für die Nutztierfütterung erscheint neben dem absoluten Calcium- und Phosphorbedarf die Frage biologisch geeigneter Anionen zur Erzielung optimaler Wirkungen wichtig. Daher kommt es bei der Herstellung von Mineralstoffmischungen auf die Auswahl solcher Calciumsalze mit biologisch hochwertigen Anionen und auf eine entsprechende Vitamin D-Dosierung an.

9. BRÜGGEMANN-München

Zur Biosynthese des Cystein aus Serin und Schwefelwasserstoff

Nach Untersuchungen aus dem Institut für Physiologie und Ernährung der Tiere, München, von Schloßmann und Lynen, dem Direktor des Max-Planck-Instituts für Zellchemie, München. konnte in Hefezellen ein Enzym nachgewiesen werden, das gemäß der Gleichung

$$\begin{array}{c} H_2COH \\ | \\ HCNH_2 \\ | \\ COOH \end{array} + H_2S \rightleftharpoons \begin{array}{c} H_2CSH \\ | \\ HCNH_2 \\ | \\ COOH \end{array} + H_2O$$

L-Serin und Schwefelwasserstoff zu Cystein vereinigt.

Für die durch das Enzym katalysierte Cysteinsynthese ist Pyridoxalphosphat als Coenzym erforderlich. Das neue Enzym wird von den Autoren als „Serinsulfhydrase" bezeichnet und konnte bisher in Bäckerhefe und Aspergillus niger sowie in Zusammenarbeit mit Merkenschlager in B. coli nachgewiesen werden.

10. SCHOOP-Frankfurt/Main

Die Bedeutung der Phytoestrogene

Phytoestrogene sind von Pflanzen gebildete Stoffe, die die Eigenschaft haben, bei Tieren Brunst bzw. brunstähnliche Erscheinungen im Sinne von ALLEN und DOISY zu erzeugen.

Für die Pflanze wird ihnen die Funktion von Wachstumsstoffen und von Blühhormonen zugeschrieben.

Phytoestrogene in größerer Menge aufgenommen, rufen bei Haustieren und auch bei Menschen Störungen im Sexualzyklus hervor.

Insbesondere in Australien sind die Phytoestrogene des Trifolium subterraneum zur Ursache von Sterilität bei Schafen in größtem Ausmaße geworden.

Die Untersuchungen des Verfassers in Zusammenarbeit mit KLETTE haben, ebenso wie die anderer Autoren, gezeigt, daß fast alle, wenn nicht sämtliche Pflanzen oestrogenhaltig sind. Der Oestrogengehalt schwankt allerdings in starkem Maße. Pathogene Wirkungen kommen nur bei außergewöhnlich hohem Oestrogengehalt vor.

Es wird angenommen, daß die Phytoestrogene in die Physiologie der Ernährung eingebaut sind.

Oestrogene geben Wachstumsimpulse bei Jungtieren und erhöhen den Trockensubstanzgehalt in der Milch, abgesehen vom Fett, bei Kühen. Wahrscheinlich haben sie darüber hinaus als Wirkstoff im Sexualgeschehen der Tiere eine Aufgabe, die allerdings bis heute noch nicht präzisiert werden kann.

11. USUELLI und NORDIO-Milano *)

Die histologischen Veränderungen an Gebärmutter, Milchdrüse, Leber, Milz, Nieren, Lungen, Herz und Hypophyse des Kaninchens bei Follikulin- und oder Progesteroneinspritzungen während des Fastens

Im Vergleich mit entsprechenden Kontrollen wurden kastrierte Kaninchen bei gemischter Kost oder vollständigem Nahrungsentzug gehalten und täglich 10 γ Dihydrofollikulinbenzoat oder 10 γ Dihydrofollikulinbenzoat und 2 × 250 γ Progesteron in 1 cm^3 Ol. oliv. bis zum Tode injiziert.

Die gefütterten behandelten Tiere zeigten eine größere Überlebenszeit (8,3 : 7,5 Tage) und geringeren Gewichtsverlust. Die Organuntersuchungen und histologischen Ergebnisse unmittelbar nach dem Tode der Kaninchen waren im Vergleich mit zum Todesdatum getöteten Tieren aus den entsprechend gehaltenen Kontrollen folgende:

1. bei alleiniger Follikulinbehandlung:
   a) Gewichtszuwachs (463,81%) des Uterus bei Ernährung, Gewichtsverlust (61,59%) bei den verhungerten Tieren. Eine relativ geringere Gewichtsverminderung von Leber, Milz, Niere, Lunge und Herz in den Nüchtern-Versuchsgruppen;
   b) eine Hypoplasie der Mukosa vom Uterus. In der Milchdrüse hervortretende Bildung von tubulös-alveolarem Gewebe, mit Tendenz zur Zystenbildung, umgeben von pluristratifizierender epitheliarer Umkleidung, deren Zellen vaskuliertes Plasma aufweisen. – In der Leber eine schwache Pigmentablagerung im Zytoplasma des Parenchyms und Hypertrophie der Kupferschen Zellen. In der Milz eine gewisse Motivierung der Zellen vom Reticulum der malpighischen Körperchen. Niere, Lunge und Herz: keine Besonderheiten. In der Hypophyse sind die typischen Zeichen nach Kastration (hypertrophische Nuklei u. a.) gemildert.
2. nach zusätzlicher Progesteronbehandlung im Vergleich mit alleiniger Follikulinbehandlung:
   a) Die Überlebenszeit wurde durch Progesteron verlängert, doch im Vergleich mit den Kontrollen gemindert und entsprechend der Verlust an Gewicht.
   b) Progesteron induzierte einen Zuwachs des Uterus trotz des Fastens und verminderte den Gewichtsverlust von Leber, Nieren, Lunge, Herz und Milz. Gerade im Hunger zeigte sich eine positiv hervortretende Progesteron-Reaktion im Gewebe der uterinen Hörner.
   In der Milchdrüse zeigt sich nur bei den ernährten Tieren eine Beeinflussung des Gewebes durch Progesteron und Zeichen einer sekretorischen Aktivität. In der Leber findet man eine körnige Pigmentierung im Plasma der Parenchymzellen und den hypertrophierten Kupferschen Zellen, und zwar akzentuierter bei den Hungertieren. In der Milz mit Hypertrophie der malpighischen lymphatischen Körperchen und Hyperplasie der Zellen vom

*) Dieser Vortrag konnte wegen Erkrankung des Verf. nicht gehalten werden.

Reticulum. Die Hypophyse erfährt Veränderungen im Sinne der Kastration, die bei Progesteronbehandlung in allen Fällen vermindert werden.

Zusammenfassung

Trotz des Fastens bewirkt die Darreichung von Follikulin und Progesteron bei den kastrierten Kaninchen einen ausgeprägten Zuwachs des Gewichtes der Gebärmutter und eine merklich kleinere Verminderung des Gewichts der Leber, der Nieren, der Lungen und des Herzens: vom histologischen Gesichtspunkt aus gesehen ist die Reaktion des Endometriums dem Follikulin und dem Progesteron gegenüber auch während des Fastens gerade positiv; die masteoplastische Aktivität wird praktisch nicht verändert, während man eine gewisse Schutzaktion gegen die in der Leber und in der Hypophyse vom Fasten provozierten Veränderungen beobachten kann. Diese Ergebnisse bestätigen unsere Auffassung, nach welcher gerade unter bestimmten spezifischen Stimuli der Metabolismus der Organe des sexuellen Apparates sich von den (auch großen) Variationen des generellen Metabolismus im Organismus unabhängig machen kann.

12. KRÜGER-Gießen

Über Verzehrgeschwindigkeit und Futteraufnahmefähigkeit beim Milchrind. Ein Beitrag zur Frage des Zuchtzieles Futterverwertung

Unsere Untersuchungen haben zu folgender *Arbeitsformel* zum Vergleich der Rationen und der Verzehrleistung der Tiere geführt:

10 × Trockenmasse × Trockensubstanzvolumen plus 1 × Wasservolumen einer Futterration X = Zahl der Sättigungseinheiten (SE) in diesem Futter X = Sättigungswert (SW) dieser Futtermischung X. Die Zahl der mit einer Futterration aufgenommenen Sättigungseinheiten (SE) = Verzehrleistung (Futteraufnahmevermögen) eines Tieres. Das Volumen wird aus dem spezifischen Gewicht bestimmt.

Forderungen an das Meßfutter:

1. Gemischte Rationen, die ⌀-Rationen entsprechen. 2. Gerngefressene Futtermittel. 3. Nur soviel Kraftfutter, als unbedingt für die Leistung notwendig. 4. Zerteilungsgrad beachten, am besten gehäckselt. 5. Erst nach Gewöhnung an das Futter einige Tage lang die Messung vornehmen. Jedes Tier hat seine individuelle Verzehrleistung. 31 von 35 Kühen zeigten im Sommer und Winter jeweils dieselbe individuelle Verzehrleistung, gemessen in SE. Die Verzehrleistungen lagen bei jungen Kühen zwischen 100 und 130 SE, bei ausgewachsenen Kühen zwischen 122 und 196 SE. Es liegen die Sättigungswerte der Futtermittel je nach Beschaffenheit bei Rüben zwischen 0,95–1 SE (Zuckerrüben 2,8), bei Silagen und Grünfutter zwischen 0,9–1,8 SE, bei Kraftfutter zwischen 5–7 SE, bei Rauhfutter zwischen 7–12 SE je kg Futter.

Die Tagesaufnahme eines einzelnen Futtermittels wird, im Gegensatz zu Futterrationen, außer von Volumen und Gewicht, von Trockenmasse und Wasser in verstärktem Maße auch von Rohfaser, Geruch, Geschmack, Zerteilungsgrad, Temperatur, Gewohnheit, Verträglichkeit, Stimmungslage eines Tieres, Aktivität und Dehnungsfähigkeit des Verdauungsraumes u. a. merklich beeinflußt. Der schlechteste Fresser nahm in den Versuchen ~ 50% weniger SE auf als der beste, sowohl in Futtergemischen (196 SE, 109 SE) wie mit Einzelfuttermitteln (101–57 SE).

Die Verzehrgeschwindigkeit ist ein Maßstab für die Beliebtheit eines Futtermittels und für die Freßlust eines Tieres.

Die ⌀ Aufnahme eines Futtermittels y in kg war =

$$\frac{\varnothing\text{-Verzehrgeschindigkeit aller Kühe bei Futterm. y}}{\varnothing\text{-Höchstverzehrgeschw. aller Kühe b. allen Futterm.}} \times \frac{100}{\text{SW d. Futters y}}$$

Mit anderen Worten: Die Aufnahme eines einzelnen Futtermittels nahm mit der Verzehrgeschwindigkeit zu, mit dem Sättigungswert ab.

$$\frac{100}{\text{SW d. Futters y}} = \text{Menge des Futters y, die 100 SE enthält.}$$

Gesamtbild:

Die Milchleistung wird von der Leistungsfähigkeit des Euters und des Stoffwechsels begrenzt.

Die Verzehrleistung wird begrenzt:

1. Von der Aufnahmefähigkeit des Tieres für SE (100–130/120–200), 2. vom SW des Futters (Summe der SE), 3. von der Abneigung des Tieres gegen ein Futter, 4. von der Futterdurchgangsgeschwindigkeit, 5. vielleicht auch von der Ermüdung. Es spricht sehr viel für eine übergeordnete Steuerung von Milchleistung und Verzehrleistung. (Vielleicht Hypothalamus, Hypophyse; innere Sekretion; vegetatives Nervensystem; von Hormonen und vegetativen Nerven geformte und bestimmte Typen.)

Bei ungenügender Versorgung mit Nährstoffen kann ein physiologisch ausgelöstes psychologisches Hungergefühl entstehen. In den ersten 4–5 Monaten der Laktation wird die Futteraufnahme durch die Futteraufnahmefähigkeit und den SW des Futters begrenzt, nicht durch das physiologisch-psychologische Hungergefühl. Bei Mangelfütterung herrscht das physiologisch-psychologische Hungergefühl vor; bei vollwertiger Fütterung (maximaler Nährstoffversorgung) steht die mechanische Sättigung im Vordergrund; daneben wirken die Sättigung durch Abneigung und durch Ermüdung.

13. HUTH-Mariensee-/Trenthorst

a) Einfluß des Alters auf das Futteraufnahmevermögen beim Rindvieh

Als begrenzenden Faktor für das Futteraufnahmevermögen hat sich bisher bei kombinierten Futterrationen, bestehend aus Saft- und Trockenfutter, die Ermittlung der Trockenmasseaufnahme gut bewährt. Als Beitrag zur Klärung des Alterseinflusses auf das Futteraufnahmevermögen wird aus der im Max-Planck-Institut Mariensee neun Jahre andauernden täglichen Einzelfütterung als Teilergebnis die Trockenmasseaufnahme von 120 schwarzbunten Kälbern und 144

Laktationen schwarzbunter Kühe untersucht. Die Fütterung der Kälber sowie der Kühe war jeweils in den verschiedenen Jahren weitgehend gleich. Bei der durchschnittlichen täglichen Trockenmasseaufnahme in den verschiedenen Altersabschnitten wurde für die Kälber und Rinder der Verzehr von 3 Wochen in dem betreffenden Altersabschnitt zugrunde gelegt, bei den Kühen der Verzehr bis zu 120 Tagen nach dem Abkalben, wobei die ersten 14 Tage nach dem Abkalben unberücksichtigt blieben. Dazu die folgende Übersicht:

Alter		Tierzahl	Laktation	Ø tägliche Trockenmasseaufnahme	4. Laktation = 100
Jahre	Monate				
	3	79		2,0	10
	6	69		3,6	18
	9	96		5,4	28
1		100		6,7	34
1	6	8		9,8	50
2		9		12,3	63
2	7	40	1.	14,6	75
3	9	40	2.	16,8	86
4	11	20	3.	18,4	94
6	5	12	4.	19,6	100
7	8	18	5.	20,7	
9	6	8	6.	20,4	
10	2	6	7.	20,7	

Bei ausgewachsenen Kühen zeigten sich deutliche Unterschiede im Futteraufnahmevermögen. Um diese Unterschiede im Futteraufnahmevermögen systematisch zu erfassen, wurden die Kühe bestimmten Verzehrstufen zugeordnet, die in Abständen von 2 kg Trockenmasseverzehr voneinander abgegrenzt wurden. Als Maßstab könnte bei ausgewachsenen Kühen ein durchschnittlicher Trockenmasseverzehr in den Verzehrstufen

zwischen 16 und 18 kg als niedrig
„ 18 „ 20 kg als mittel
„ 20 „ 22 kg als hoch
„ 22 „ 24 kg als sehr hoch

bewertet werden.

b) Einfluß des physiologischen Hungers auf die Futteraufnahme beim Rindvieh

Der Begriff des physiologischen Hungers als „Sog nach Nährstoffen“ sollte nicht zu eng gefaßt werden. Mit dem höheren Nährstoffverzehr bei erhöhter Leistung geht zumeist gleichzeitig eine höhere Trockenmasseaufnahme einher. Es ist jedoch schwer zu entscheiden, ob das Primäre die höhere Leistung mit dem großen physiologischen Hunger ist oder umgekehrt die größere Futteraufnahmefähigkeit die höhere Leistung bedingt.

Der physiologische Hunger konnte bei verschiedenen Leistungseigenschaften beobachtet werden. So war bei Kälbern während des Wachstums eine bessere

Entwicklungsfähigkeit mit einer höheren Nährstoff- und Trockenmasseaufnahme verbunden.

Für die Milchleistung zeigte sich beim Vergleich unterschiedlicher Milchmenge desselben Tieres, wie auch beim Vergleich verschiedener Tiere untereinander, daß mit steigender Leistung eine erhöhte Aufnahme an Trockenmasse einhergeht.

14. BEHRENS-Hannover

Die Parakeratose des Schweines

Die bei Schweinen als Parakeratose (frühere Bezeichnung Fischmehlkrankheit) bezeichnete Hautkrankheit tritt nur bei der Getreidemast auf und zwar bei der Verabreichung des Futters in trockener bzw. feucht-krümeliger Form. Bei der Hackfruchtmast ist die Parakeratose bislang noch nicht beobachtet worden. Das Kraftfutter besteht entweder aus den handelsüblichen Fertigfuttern oder aus wirtschaftseigenem Getreide, das durch Eiweißkonzentrate oder Fischmehl aufgebessert worden ist. Die Krankheit tritt vornehmlich bei Tieren im Alter von 10 Wochen bis zu 5–6 Monaten auf. – Bei der Parakeratose handelt es sich um eine mit Durchfall, Juckreiz, Rötung und Knötchenbildung beginnende Hautkrankheit, bei der es einige Tage später zum Auftreten der typischen braunschwarzen Beläge kommt und zwar an den Extremitätenenden beginnend und von dort auf die Innenseiten der Gliedmaßen, die Bauch- und Brustwand, auf den Kopf und den Hals übergreifend. Das Allgemeinbefinden der Tiere ist gestört. Futterverzehr und Gewichtszunahmen sind erheblich herabgesetzt. Die Morbidität kann bis zu 100% betragen. 6–8 Wochen nach Krankheitsbeginn kommt es allmählich zur Selbstheilung. Todesfälle treten selten auf. Bei der histologischen Untersuchung der Haut werden die Erscheinungen der Parakeratose festgestellt. Die übrigen Körperorgane weisen keine Veränderungen auf.

Die Parakeratose wurde bislang auf einen zu hohen Kalziumanteil des Futters und ein dadurch bedingtes ungünstiges Ca : P-Verhältnis zurückgeführt, was jedoch durch neuere Untersuchungen in Frage gestellt wird. Wahrscheinlich handelt es sich um einen Ursachenkomplex. – Die Therapie der Parakeratose besteht in der 3 Wochen lang durchzuführenden oralen Applikation von 500 mg Zinkkarbonat oder -sulfat pro Tier und Tag. – Als prophylaktische Maßnahme zeichnet sich der Zusatz einer bestimmten Zinkmenge zum Kraftfutter (50–150 g Zinkkarbonat oder Zinksulfat pro Tonne Kraftfutter) ab. Der Wirkungsmechanismus des Zink ist noch nicht endgültig geklärt worden. Da Zink ein Bestandteil verschiedener Fermente (Kohlensäure – Dehydrase, alkalische Serum-Phosphatase u. a.) ist, dürfte Zink mit in den intermediären Stoffwechsel eingreifen.

15. BRÜGGEMANN u. BRONSCH-München

Funktion und Einbau einer Darmkanüle (mit Film)

Nachdem von BRÜGGEMANN auf der 4. Tagung dieser Gesellschaft im Jahre 1955 einige Modifikationen zur T-förmigen Darmkanüle und Erweiterungen ihrer Anwendungsbezirke bekanntgegeben worden sind, wurde diese in Plexiglasausführung unter Benutzung eines Films demonstriert. Die Wegeführung ist in der

Art eines Drei- bzw. Vierwegehahnes angeordnet und gestattet z. B. während der Ableitung proximaler Chymusanteile den Füllungszustand distaler Darmabschnitte künstlich aufrecht zu erhalten. Für das Funktionieren und das längere Überleben der Versuchstiere ist das operative Vorgehen beim Einbau solcher Kanülen in das Intestinum von besonderer Bedeutung. Am Beispiel des Kaninchens wurde die in zwei Sitzungen vorgenommene Operation vor der Ileo-caecal-Klappe im Film dargestellt.

16. MÜLLER-Bonn

Zur Problematik der Wertbeurteilung von Proteinen bei der Schweinemast

Die Verbesserung der Aminosäureanalytik sowie der Erkenntnisse über den Eiweißstoffwechsel haben dem Problem der Bewertung der Futtermittelproteine neuen Auftrieb gegeben. Es wird heute unter dem Aspekt der Aminosäurebedarfsdeckung betrachtet. Hinsichtlich der Bedarfszahlen, die immer nur eine bestimmte Leistung erfassen können, bestehen noch einige Unsicherheiten. Diese betreffen vor allem den „Erhaltungsbedarf".

Bei den eigenen Untersuchungen an Schweinen und vergleichsweise an Ratten wurden der Erhaltungs- und Leistungsstoffwechsel als Einheit gesehen und dementsprechend die Wertmaßstäbe gewählt. Die Ergebnisse der N-Bilanzversuche wurden unter dem Begriff „produktiver Eiweißwert" (PEW) als Ausdruck für das Verhältnis zwischen Aufwand und Ertrag nach folgender Formel ausgewertet:

$$\text{PEW} = \frac{\text{N-Zuwachs des Organismus}}{\text{N-Zufuhr}} \times 100$$

Als Grundfutter diente eine Lysinmangeldiät (Gerste mit reduzierter Menge Magermilchpulver), die mit Mineralstoffen und Vitaminen ergänzt war. Das errechnete Lysindefizit bestätigte sich im Tierversuch unter Zulage von Lysinpräparaten. Die letztere erbrachte bei wachsenden Tieren eine eindeutige Erhöhung des PEW (10–14%).

Zwischen den verschiedenen Versuchsgruppen bestanden teils deutliche Unterschiede des absoluten PEW. Die Steigerung nach Lysinzulage war aber stets gleichmäßig, wenn die zusammengehörigen Grundfutter- und Zulagegruppen verglichen wurden. Das besagt im Prinzip, daß man den PEW einer Standardration dem PEW eines Versuchsfutters gegenüberstellt. Auch beim Vergleich von Ratte und Schwein ergab sich auf diese Weise eine bemerkenswerte Übereinstimmung.

In allen Fällen, in denen das Grundfutter vorwiegend aus Getreide oder Mühlennachprodukten besteht, dürfte das Lysin die limitierende Aminosäure sein. Zur Ergänzung kommen im wesentlichen die animalischen Futterproteine in Frage. Es wird eine vordringliche Aufgabe der analytischen, besonders aber der biologischen Proteinbewertung sein, eine diesbezügliche Beurteilung zu ermöglichen.

17. KRAMPITZ-Bonn

Untersuchungen über die hydrolytische Spaltung von Nahrungsproteinen

Die auf Nahrungsmittel bei sehr hohem Kohlenhydratgehalt direkt anwendbare HCl-Hydrolysemethodik nach DUSTIN verringert die Nachteile der konventionellen Verfahren erheblich. Tryptophan und Cystin werden allerdings weitgehend geschädigt, während Methionin zum Teil als Methioninsulfoxyd faßbar ist. Durch entsprechende Korrektur läßt sich der Methioningehalt recht genau ermitteln.

Nach der Technik von MOORE und STEIN untersuchten wir die nach DUSTIN freigesetzten Spaltprodukte. Gestaffelte Hydrolysezeiten bis 72 Stunden führten überraschenderweise bei einem Teil der Aminosäuren, sogar beim Methionin zu einer Erhöhung der Werte. Die Vermutung, es handele sich um Artefakte auf Kosten anderer Aminosäuren, ist im Falle des Methionin sehr unwahrscheinlich. Welche Aminosäuren bei verlängerter Hydrolysedauer zerstört oder freigesetzt werden, ist vom jeweiligen Substrat abhängig. Die Annahme, daß die in unterschiedlichem Maße vorhandenen Begleitstoffe die Freisetzung beeinflussen, hat sich nicht bestätigt. Selbst hochgereinigte, einheitliche Proteine verhalten sich im obigen Sinne sehr unterschiedlich. Wir vermuten, daß vor allem die Aminosäuresequenz eine entscheidende Rolle spielt.

Es wurde versucht, einen Katalysator zu finden, der gegen kochende HCl stabile Peptide sprengt, ohne daß dabei HCl-empfindliche Aminosäuren geschädigt werden. Durch Vorbehandlung der Nahrungsproteine mit Perameisensäure gelang es, im Eiweißverband die besonders hydrolyselabilen Aminosäuren in relativ beständige Formen zu überführen. Eine anschließende HCl-Hydrolyse nach DUSTIN erbrachte gegenüber den sonstigen Verfahren Maximalwerte für alle Aminosäuren mit Ausnahme des Tryptophans. Nach eigenen Erfahrungen wird auch durch Laugen, die im übrigen die meisten Aminosäuren mehr oder weniger stark zerstören, das Tryptophan teilweise angegriffen. Dagegen erzielten wir mit der enzymatischen Hydrolyse mit Hilfe von aktiviertem Papain bei 70° C eine sehr schonende Freisetzung von Tryptophan.

18. PRINZ-Hannover

Weitere Untersuchungen zur Frage des Aminosäuregehaltes der Muskulatur beim Schwein in Abhängigkeit von der Ernährung

Der Vergleich von eiweißmangelgefütterten Tieren mit normalernährten Tieren ergibt folgendes:

1. Verminderung des Eiweißgehaltes (N × 6,25) der Muskulatur bei ersteren um ca. 10%.

2. Verminderung von 8 essentiellen Aminosäuren in der Muskulatur um 20 und mehr Prozent gegenüber Normaltieren.

3. Verlust an Lebereiweiß bei Eiweißmangeltieren zwischen 20 und 40%.

4. Erhebliche Störung der Leberfunktionen bei Eiweißmangeltieren, welche mit dem Bromsulphthalein-Test erfaßbar sind und deutlich erhöhte Retentionswerte gegenüber Normaltieren ergeben.

5. Neben Störung der Leberfunktionen zeigen sich als Folge von Eiweißmangelkost schwerste Leberparenchymschäden im Sinne nekrotischer, zirrhotischer und dystrophischer Veränderungen dieses Organs.

6. Im Frühstadium des Eiweißmangels können diese Leberschäden behoben und gebessert werden durch Zulagen tierischen Eiweißes in der Diät.

7. Der therapeutische Erfolg dieser Eiweißgaben kann mit Hilfe des genannten Leberfunktionstestes überwacht werden.

19. LANDIS-Zürich

Einige Probleme betreffend die Bestimmung der biologischen Wertigkeit von Eiweiß beim wachsenden Tier

Die Stickstoffausnützung einiger tierischer Eiweißfuttermittel wurde nach dem Vorschlag von D. S. MILLER und A. E. BENDER auf Grund von Körperanalysen an jungen Ratten bestimmt. Auf Grund der dabei gemachten Erfahrungen und anhand einiger Literaturangaben werden folgende Fragen besprochen.

1. Fütterung

Bei ad lib. Fütterung beeinflußt der durch unterschiedlichen Appetit bedingte unterschiedliche Futterverzehr die Stickstoffausnützung nicht systematisch. Bei starker Beschränkung des Futterverzehrs kann jedoch das Defizit an Energie gegenüber demjenigen an Eiweiß vermehrt in Erscheinung treten. Ein Teil des Eiweißes wird dann unabhängig von seiner Qualität für energetische Zwecke verwendet, was zu einer scheinbaren Verschlechterung der Werte für die spezifische Proteinausnützbarkeit führt (R. M. FORBES und M. YOHE). Die Forderung, wonach bei vergleichenden Stickstoffausnützungsversuchen an jungen Ratten der Futterverzehr auszugleichen sei, scheint somit, da sie nur durch eine allgemeine Beschränkung der Rationen auf das Niveau der Aufnahmebereitschaft für das schlechteste Futter erfüllt werden kann, gewisser Einschränkungen zu bedürfen.

2. Einfluß der Vorfütterung

In unseren Versuchen wurden die Tiere unmittelbar von der reichlich Eiweiß enthaltenden Aufzuchtration weg in den Versuch genommen. Aus dem Verlust an Körperstickstoff bei stickstofffreiem Futter und der entsprechenden Stickstoffausscheidung im Kot (Darmverlust-N) konnten wir den endogenen Harn-N (EHN) berechnen. Die gefundenen Werte für den EHN (EHN in mg pro Tier und Tag = 1,42 $\times$ [Körpergewicht in g] $^{3}/_{4}$) sind rund doppelt so groß wie die meisten Daten der Literatur, die nach eiweißknapper Fütterung bestimmt wurden. Die Tatsache, daß R. M. FORBES und M. YOHE, unabhängig von dem sehr stark variierenden Eiweißgehalt des Vorfutters, konstante Stickstoffausnützungswerte erhielten, darf wohl dahingehend ausgelegt werden, daß sich der initiale Ernährungszustand sowohl auf den endogenen als auch auf den produktiven N-Haushalt gleichsinnig und in ähnlichem Ausmaße auswirkt.

3. Berechnung des Körperstickstoffes aus dem Wassergehalt des Tierkörpers

Die Variabilität des Verhältnisses von Körperstickstoff zu Körperwasser scheint so groß zu sein, daß bei dessen Verwendung zur Berechnung des Körperstickstoffes die Streuung der zu bestimmenden Werte für die Stickstoffausnützung wesentlich erhöht wird.

20. SCHILLER-Völkenrode

Über die Stickstoffverluste im Bilanzversuch an Ratten

Es wird über Versuche berichtet, die mit Hilfe einer Vollbilanz ermöglichen, die retinierten Stickstoffmengen mit den im Tierkörper tatsächlich gefundenen zu vergleichen. Es wird darauf hingewiesen, daß Differenzen von 3–4% der Einnahme bei der Berechnung der biologischen Wertigkeit im Höchstfalle einen Unterschied von 8 verursachen und somit im Bereich der für biologische Versuche tolerierten Fehlergrenze liegen.

In einem Versuch, der sich über 42 Tage erstreckte, lagen 6 von 8 Werten, also 75%, unterhalb der Fehlergrenze von 4% der Einnahme.

In dem Versuch, der über 70 Tage ausgedehnt wurde, waren es 9 von 10 Werten, also 90%.

Nehrings Befund, daß bei steigendem Alter steigende Verluste entstehen, konnte nicht bestätigt werden.

Es wird abschließend darauf aufmerksam gemacht, daß durch die Berechnung des Anfangs-N im Jungtier und durch geringe Harnverluste 320 mg N-Verluste auftreten können, was etwa 2% der Einnahme gleichkommt.

21. ORTH-Kiel

Zur Frage der Milchfettsynthese beim Wiederkäuer und ein Weg zu ihrer Bearbeitung

In dem Kurzreferat wird einleitend auf die heutigen Vorstellungen bei der Milchfettsynthese eingegangen. Aus den Arbeiten von LYNEN und einigen amerikanischen Autoren (BRADY und GURIN, KLEIBER) geht hervor, daß die *Essigsäure* die entscheidende Rolle bei der Milchfettsynthese spielt. Weiterhin wird auf die Bedeutung anderer niederer gesättigter Fettsäuren, wie Capryl- und Caprinsäure, hingewiesen.

Die neueren Forschungsergebnisse lassen den Schluß zu, daß das Fett im Futter nur von untergeordneter Bedeutung für die biologische Fettsynthese ist. Entscheidend sind die Vorgänge im Pansen, durch die die Voraussetzungen für die Fettsynthese erst geschaffen werden. Unter einer normalen Pansengärung in diesem Sinne ist eine Gärung zu verstehen, die die physiologisch notwendigen, resorbierbaren Abbauprodukte liefert, in solchen Mengen, die eine maximale Ausnutzung gewährleisten.

Aus dieser Erkenntnis und auf solcherlei Überlegungen aufbauend sahen wir uns veranlaßt, in systematischen Untersuchungen am Panseninhalt und seiner Veränderungen sowohl in chemischer als auch in bakteriologischer Hinsicht über die Zusammenhänge näheren Einblick zu gewinnen. Sind solche Zusammenhänge geklärt, dann läßt sich daraus vielleicht ableiten, wie die praktische Fütterung gestaltet werden kann, um fettsynthetisch optimale Verhältnisse zu schaffen, die zu einer maximalen Fettleistung führen.

Um laufend am Panseninhalt arbeiten zu können, wurden 3 Kühe mit Pansenfisteln versehen. Die Fisteln sind von solchem Ausmaß, daß jederzeit aus jeder Stelle des Pansens mit der Hand Panseninhalt entnommen werden kann. Die Methode hat sich bis jetzt sehr gut bewährt. Die seit August 1956 mit Fisteln versehenen Tiere zeigen einen völlig normalen Zustand.

An einigen Zahlen wird demonstriert, in welch starkem Maße der Fettgehalt von verschiedenartig gestalteter Fütterung abhängig ist. Die Meßwerte ergeben, daß z. B. bei rohfaserreicher Fütterung (10–13 kg Heu) ein relativ hoher Fettgehalt erzielt wurde, der bei stärkerer Silagefütterung noch etwas gesteigert werden konnte. Einen stark negativen Einfluß zeigte eine übertrieben hohe Fütterung mit Futtermehlen.

22. KAUFMANN-Kiel

Einige Ergebnisse über Untersuchungen zur Kenntnis der Pansenverdauung

Es wird über mikrobiologische und chemische Untersuchungen am Pansen berichtet, die das Ziel haben, die Zusammenhänge zwischen Futter, Keimzahl und Keimart im Pansen sowie der Stoffwechselphysiologie im Pansen und der Milchfettsynthese näher zu beleuchten. Bei extrem reicher und sehr armer Fütterung mit verdaulichen Kohlenhydraten sowie bei Fütterung mit Silage werden die im Pansen gemessenen Keimzahlen angegeben. An Hand von Abbildungen werden die morphologischen Unterschiede der Flora bei den unterschiedlichen Fütterungen dargestellt. Die bei Heu vorherrschende komplexe Flora mit Stäbchen, großen Kokken, Sarcinen, Diplokokken und großen Streptokokken ändert sich bei Erhöhung der verdaulichen Kohlenhydrate im Futter, wobei nun Kokken vorherrschen. Die Messung der flüchtigen Fettsäuren gestattet, die entsprechend der Flora unterschiedlichen Abbauvorgänge im Pansen zu verfolgen. Die Ursache der bei hohen Konzentratgaben vermehrt auftretenden Butter- und Propionsäure wird eingehend verfolgt, wobei von Beginn der Futteraufnahme bis zur nächsten Futteraufnahme alle 2 Stunden pH- und Fettsäure-Bestimmungen durchgeführt werden. Die Ergebnisse werden graphisch dargestellt. Es ergibt sich, daß Keimart und pH-Wert den Stoffwechselweg beeinflussen. Die entstehende Menge Essigsäure ist ausschlaggebend für die Höhe des prozentischen Milchfettgehaltes. Entsteht bei entsprechender Keimart (d. h. auch bei entsprechendem Futter) schnell und reichlich Essigsäure und ein zu tiefer pH-Wert, so kann der bakterielle Stoffwechsel anstelle dieser Säure Propion- und Buttersäure produzieren, wobei die Fettsynthese verringert wird. Die entsprechenden Verhältnisse bei Silagefütterung werden ebenfalls dargestellt und gezeigt, daß hier im Mittel ein höheres Angebot an resorbierbarer Essigsäure im Pansen entsteht, wodurch die Fettsynthese verstärkt wird. Abschließend werden die möglichen Stoffwechselwege schematisch dargestellt.

23. PAPENDICK-Bad Hersfeld-Eichhof

Vergleichende Stoffwechselversuche an Hammeln über den Futterwert von Acker-, Bergwiesen- und Sauerwiesenheu

Zur Frage des Futterwertes von Heu erfolgten Untersuchungen an Futterproben von extremen Wiesenstandorten. 5 verschiedene Heuarten wurden in

2 Jahren botanisch und chemisch analysiert. Die chemische Analyse bezog sich u. a. auf die Weender Analyse, Karotin, Lignin, Zellulose, Pentosane und 11 Elemente. 3 Heuarten der 2. Versuchsreihe wurden zusätzlich im Stoffwechselversuch am Hammel geprüft.

Das *Binsenheu* bestand mit 56% Binsen und 10% Seggen zu 66% aus „Sauer"-gräsern, das *Bergheu* zu 50% aus Rotschwingel und Goldhafer und das *Ackerheu* zu 25% aus Weidelgras und zu 45% aus Lieschgras, Goldhafer, Knaulgras, Glatthafer und Wiesenschwingel (= % der lufttrockenen Substanz!).

Im Binsenheu (2 Proben) wurde die höchste Nährstoffkonzentration gefunden, im Ackerheu (2 Proben) die niedrigste. Die Rohproteingehalte (i. Tr. S.) beliefen sich auf 118 und 120 g/kg bzw. 77 und 92 g/kg, die Rohfasergehalte auf 257 und 258 g/kg bzw. 345 und 310 g/kg. Entsprechend verhielten sich die Karotin-, Zellulose- und Ligninwerte sowie die Ergebnisse aus der ersten Versuchsreihe.

Aus der Mineralstoffanalyse ergab sich, daß beim Binsenheu der P-Gehalt niedrig, der Na-Gehalt sehr hoch und die Gehalte an Spurenelementen höher als beim Ackerheu waren. Die Erdalkalität war beim Ackerheu niedriger als beim Binsenheu, z. T. sogar negativ.

Im Tierversuch ergaben sich die höchsten Werte an nicht ausgeschiedenem Karotin (= Karotinbilanzen) beim Ackerbau und die niedrigsten beim Bergheu. Die N-Bilanzen waren beim Ackerheu und beim Binsenheu schwach positiv, beim Binsenheu mit Zulage von Glukose und Natriumphosphat negativ und beim Bergheu stark positiv.

Die Mineralstoffbilanzen zeigten für das *Calcium* beim Ackerheu eine negative Bilanz, für das Binsenheu in beiden Versuchen eine stark negative Bilanz und für das Bergheu bei gleich großer Aufnhme eine deutliche positive Bilanz. Beim *Magnesium* wurde in allen Fällen eine starke positive Bilanz gefunden, die auf einen ausgeprägten Mg-Bedarf schließen ließ. Die *Phosphor*-Bilanz war beim Ackerheu ausgeglichen, beim P-armen Binsenheu nur schwach negativ, nach P-Zulage bei einem Tier ausgeglichen, beim zweiten deutlich positiv, beim Bergheu jedoch sehr stark positiv.

Die Verdaulichkeit der organischen Substanz betrug beim Binsenheu 64% und beim Ackerheu 65% gegenüber 69% beim Bergheu. Der mit Hilfe der Verdaulichkeitswerte ermittelte Futterwert (verd. Roheiweiß und Stärkeeinheiten) war am besten beim Bergheu, nur wenig geringer beim Binsenheu, aber erheblich niedriger beim Ackerheu. Unter Berücksichtigung der Stoffwechselbilanzen hob sich das Bergwiesenheu als das beste hervor.

Die Verdaulichkeit des Lignins wurde bei den angeführten 3 Heuarten unter Anwendung von vier verschiedenen Ligninbestimmungsverfahren ermittelt. Die geringste Ligninverdaulichkeit wurde mit einer englischen Methode (n. Armitage) gefunden. Nur wenig höher waren die Werte nach LENKEIT-SIECK, wesentlich höher nach NEHRING-LAUBE und sehr hoch nach KALB.

Innerhalb der drei Heuarten ergab sich bei den 3 erstgenannten Methoden einheitlich eine wesentlich höhere Verdaulichkeit des Lignins im Bergheu.

24. OSLAGE-Völkenrode

Ein Beitrag zur Methodik von Stoffwechselversuchen.
Untersuchungen mit jungem Weidegras unter Anwendung der Tiefkühlung

Es wird über eine neue Methodik berichtet, die eine exakte Durchführung von Verdauungs- und Stoffwechselversuchen auch mit frischen, in intensivem Wachstum befindlichen, wasserreichen und leichtverderblichen Materialien gestattet.

Die bisherigen grundsätzlichen Schwierigkeiten in dieser Hinsicht, die darin bestanden, daß es unmöglich war, bei Materialien der gekennzeichneten Art eine täglich in Qualität und Quantität gleiche Futterration zu erstellen, wurden durch Anwendung des modernen Verfahrens der Tiefkühlung überwunden.

Junges Weidegras wurde gleich nach dem Schnitt in Säcke aus Polyäthylenfolie in Höhe der zu verfütternden Ratten eingewogen und sofort in die Tiefkühlzelle (– 15° C) gebracht. Mit dem auf diese Weise konservierten Material wurden Verdauungsversuche an Schafen sowie Stoffwechselversuche an Milchkühen durchgeführt.

Die vergleichenden analytischen Untersuchungen des frischen und eingefrorenen Weidegrases, sowie Verlauf und Ergebnisse der Verdauungs- und Stoffwechselversuche zeigten, daß es auf diesem Wege möglich ist, derartige Futtermittel auch in den für Arbeiten mit Großtieren benötigten großen Mengen (in den hier berichteten Untersuchungen 2750 kg) mit Hilfe des Einfrierens bei tiefen Temperaturen zu konservieren.

Hiermit ergeben sich neue Wege für die tierexperimentelle Arbeit und die Möglichkeit einer exakten Untersuchung stoffwechselphysiologischer Fragen auch mit frischen, leichtverderblichen Futtermitteln.

25. STRUSS-Halle

Stationärer Zustand und Einstellzeit der Atemluft-Partialvolumina
bei langfristigen Respirationsversuchen

Zwischen der Größe der Versuchskammer, ihrem Luftdurchsatz und den Atemgrößen des Versuchstieres bestehen exakte Beziehungen hinsichtlich der sich ergebenden prozentualen Gaszusammensetzung der Kammeraustrittsluft. Mathematisch gesehen liegen zwei Systeme vor, die allmählich miteinander ins Gleichgewicht kommen. Das erste System ist die Kammer mit großem Gasdurchsatz. In der Kammer befindet sich ein zweites System; das Tier, welches einen teilweisen Austausch der Gaskomponenten bewirkt. Ein- und Ausströmung beider Systeme sind nicht gleich.

Im stationären Zustand besteht ein Gleichgewicht zwischen den Ein- und Ausströmungen beider Systeme. Wichtig ist hier, daß die sich einstellenden Partialvolumen von der Kammergröße unabhängig sind.

Bis zur Erreichung des stationären Zustandes gelten andere Gleichungssysteme, welche die differentielle Änderung der in der Kammer enthaltenen Mengen der einzelnen Gasanteile berücksichtigen. Für die Zeitdauer des nichtstationären Zustandes (Einstellzeit), die vom Verhältnis des Kammerdurchsatzes zum Volumen der Kammer abhängt, ergibt sich ein einfacher Ausdruck, der von der geforderten Genauigkeit der Gasanalyse abhängt. Für praktisch vorkommende Fälle ergeben sich u. U. recht beträchtliche Einstellzeiten.

Für die Durchführung von langfristigen Respirationsversuchen ergibt sich daraus, daß erst nach Ablauf der Einstellzeit die Werte der Gasanalyse zur Berechnung der Atemgröße verwendet werden dürfen. Auch, wenn man die Gasanalyse durch zeitliche Mittelwertbildung vornimmt, indem man jeweils einen genauen alliquoten Teil des Kammerdurchsatzes auffängt und dann analysiert – beispielsweise chemisch –, ist es notwendig, die Gaszusammensetzung in der Kammer vor und nach dem Versuch zusätzlich festzustellen und die Differenz additiv bei der aufgefangenen Menge zu berücksichtigen. Da ein Gaswechselversuch nicht beliebig lange durchgeführt werden kann, weil das Tier eine gewisse Pflege erfordert, wird dadurch jedesmal die Gaswechselmessung unterbrochen. Bei ungünstigen Verhältnissen – also langer Einstellzeit – ist der stationäre Zustand noch gar nicht erreicht. Die rechnerische Berücksichtigung des Kammervolumens (evtl. Schleusen) ist umständlich und führt leicht zu großen Fehlern.

Von diesen Schwierigkeiten ist man jedoch befreit, wenn es gelingt, ständig in der Kammer den stationären Zustand aufrecht zu erhalten. Das ist durch eine besondere Ausgestaltung der Kammer und ein spezielles Prinzip der Luftführung möglich, das als „Durchstromprinzip mit Rückführung im zweiten Kammerteil" bezeichnet wird. An je einem Schema für kleine und große Tiere wird das Prinzip erklärt. Damit wird der Respirationsversuch beliebig lang und bei Anwendung einer registrierenden physikalischen Gasanalyse mit einem Minimum an Personal und größtmöglicher Genauigkeit durchführbar.

26. ZAUSCH-Halle

Anwendung des Durchstromprinzips bei langfristigen Respirationsversuchen an verschiedenen Tierarten

Für Respirationsversuche an wachsenden Tieren erscheint eine langfristige, kontinuierliche Versuchsdurchführung, bei welcher das Versuchstier während der gesamten Dauer des Hauptversuches in der Respirationskammer verbleibt, wegen der sich im Wachstumsverlauf ständig verändernden Leistungsintensität besonders geeignet. Derartige langfristige Versuche lassen sich bei Großtieren und mittelgroßen Nutztieren nach dem Schleusenprinzip durchführen, welches durch das von STRUSS empfohlene Durchstromprinzip mit Rückführung in den zweiten Kammerteil modifiziert und verbessert werden konnte. Dieses Durchstromprinzip läßt sich durch das von COLUMBUS für Labortiere und Kleintiere vorgeschlagene Doppelkammersystem auch bei langfristigen Respirationsversuchen mit diesen Tierarten anwenden. Beim Doppelkammersystem wird die jeweils unbesetzte Kammer zur Versuchsweiterführung vorbereitet und danach mit Versuchsluft durchspült, wobei der folgende Kammerwechsel erst nach Einstellung eines stationären Zustandes vorgenommen werden darf. Während die Albino-Ratten beim Kammerwechsel einen verschließbaren Gang des Respirationsdoppelkäfigs passieren, erfolgt der Wechsel in der Kleintierrespirationsapparatur durch seitliche Verschiebung eines Transportgestelles.

Das Durchstromprinzip wurde in der Anwendung beim Doppelkammersystem mittels Alkoholverbrennung auf Zuverlässigkeit geprüft. Sobald in den Versuchskammern der stationäre Zustand erreicht war, erfolgte Kammerwechsel, wobei sich die Werte für O_2 und CO_2 nicht veränderten.

Mit der Kleintierrespirationsapparatur wurde ein langfristiger Versuch beim Huhn durchgeführt. Die O_2- und CO_2-Werte konnten mittels physikalischer Meßgeräte kontinuierlich gemessen und von Schreibgeräten registriert werden. Derartige Diagramme erfassen die täglichen Schwankungen des Gaswechsels und gestatten die Auswertung langfristiger Respirationsversuche unter Berücksichtigung der auftretenden Fluktuationen.

Empfehlungen der Gesellschaft vom 28. 4. 57

Von der Mitgliederversammlung der Gesellschaft für Ernährungsphysiologie der Haustiere werden folgende *Empfehlungen* verabschiedet:

a) Aus der erfolgreichen Therapie von Parakeratose bei Schweinen mit Zinksalzen kann keine allgemeine Empfehlung der Beimischung von Zinkverbindungen zum Futter zum Zwecke der Parakeratoseprophylaxe abgeleitet werden, da ausreichende wissenschaftliche Untersuchungen des Zinkstoffwechsels noch nicht vorliegen.

b) Die Noxe für eine Eiweißvergiftung ist bei einwandfreiem Ferkel- und Sauenfutter nicht der prozentuale Rohproteingehalt (18%) der Ration.

BRUNE-Göttingen

Eingegangen am 8. 6. 57

Zeitfracht Medien GmbH
Ferdinand-Jühlke-Straße 7
99095 Erfurt, Deutschland
produktsicherheit@kolibri360.de